Génération Covid

Une jeunesse tournée vers l'avenir

L'Harmattan

Jean-Célestin Edjangué

Génération Covid

Une jeunesse tournée vers l'avenir

L'Harmattan

Du même auteur chez L'Harmattan

Rencontre à l'Unesco. Lumière sur les plumes des diasporas africaines, janvier 2022.

Rencontres autour des indépendance africaines. Le rôle de la Guinée, mars 2021

Jeunesse d'ici et d'ailleurs. Transculturelle et digitale. Refus d'assignation à résidence, février 2021

Jeunes Africains et Caribéens face à l'avenir. Entre aspirations, rêves et doutes… février 2021

Urgence climatique et développement en Afrique. Les médias en première ligne, janvier 2020

Jeunes d'Afrique, jeunes du monde. Les combats de tous les espoirs, janvier 2020

Conakry, terre africaine du livre, avril 2019

Conakry, cité du livre, avril 2019

Embarquement pour Conakry capitale mondiale du livre, avril 2017

La République des sans-souci, décembre 2014

Éducation à l'environnement en Afrique : le rôle des médias, décembre 2014

Afrique que fais-tu de ta jeunesse ? Les paradoxes d'un enjeu moteur de développement, octobre 2013

Les colères de la faim : pourquoi l'Afrique s'est embrasée en 2008, mars 2010

Cameroun, un volcan en sommeil, mars 2010

5-7, rue de l'École-Polytechnique, 75 005 Paris
http://www.editions-harmattan.fr
ISBN : 978-2-14-031080-5
EAN : 9782140310805

Remerciements

Alors que la pandémie du siècle, la Covid-19, continue de désorganiser la vie quotidienne des populations dans le monde entier, et que des millions de familles pleurent les leurs arrachés à la vie parfois dans la fleur de l'âge, je me dois de témoigner de ma gratitude à l'endroit des jeunes de tous les pays, tous les continents. Ils ont montré, contre vents et marées, par leur capacité à se réinventer face à l'adversité du coronavirus, qu'ils ne lâchent jamais rien.

Mes remerciements s'adressent particulièrement au panel des jeunes d'Afrique, Europe et des États-Unis d'Amérique, qui ont accepté de participer à cette étude sur « Génération Covid : une jeunesse tournée vers l'avenir », permettant ainsi de toucher du doigt, les réalités vécues par ces jeunes générations un peu partout à l'échelle de la planète.

Enfin, que tous ceux qui, d'une manière ou d'une autre, m'ont encouragé à me lancer dans cette production ou qui ont cheminé avec moi dans cette réflexion en soient vivement et sincèrement honorés.

Tous, ensemble, nous espérons, par le biais de cette contribution, apporter une pièce supplémentaire dans le puzzle immense concernant la problématique d'être jeune en temps de Covid.

Préface

Une jeunesse créative et optimiste

La pandémie planétaire du coronavirus, venue de Chine, en 2019, avant de gagner l'Europe, l'Afrique et l'Amérique, a percuté de plein fouet les jeunes générations, un peu partout dans le monde, mettant en exergue leur quotidien difficile, déjà fragilisé par le contexte socioéconomique, politique et environnemental mondial.

Or, la jeunesse, c'est l'enthousiasme, l'énergie créative et ce brin de folie qui caractérise les esprits les plus libres... La jeunesse, c'est probablement avant tout la quête permanente de la liberté, c'est un stade de vie où l'on cultive des rêves, des aspirations, mais aussi des doutes ; c'est une étape essentielle dans la formation du citoyen, une période où les jeunes de tout continent commencent à réfléchir à des projets pour l'avenir, à s'imaginer leur futur, parfois, en association avec des camarades ou copains partageant le même idéal du devenir.

Si la Covid a perturbé tous les aspects de la vie quotidienne, de l'ensemble des habitants, la pandémie a encore plus bouleversé les plans des jeunes générations, beaucoup plus exposées du fait de leur précarité socioéconomique globale et la fragilité psychologique avant même l'apparition de la crise sanitaire qui a joué l'amplificateur.

La perturbation du quotidien, de l'éducation, des activités récréatives ainsi que les préoccupations liées aux revenus et à la santé de la famille ont généré chez de nombreux jeunes un sentiment de peur, de colère et d'inquiétude pour l'avenir.

Une étude de l'UNICEF et Gallup auprès des 15-25 ans (la situation des enfants dans le monde, 2021) révèle que : « Un jeune sur cinq âgé de 15 à 24 ans interrogés a déclaré se sentir souvent déprimé ou désintéressé ». L'enquête ajoute par ailleurs : « Alors que la pandémie de Covid-19 approche de sa troisième année, ses conséquences continuent de peser lourdement sur la santé mentale et le bien-être des enfants et des jeunes ».

Face à cette situation, une mobilisation générale, se traduisant par des gestes de solidarité remarquables, a vu le jour, incluant à la fois les pouvoirs publics, des initiatives privées et bien évidemment les jeunes eux-mêmes. Cette synergie a permis de mieux répondre aux défis de la nouvelle donne sociale, économique, environnementale et culturelle imposée par la crise du coronavirus.

La promotion du télétravail, de la formation et des réunions via le web, ont ainsi constitué des alternatives judicieuses aux diverses restrictions imposées par le contexte, permettant à l'ingéniosité des jeunes générations de s'exprimer, en continuant à nourrir leurs aspirations et rêves.

L'étude réalisée par Jean-Célestin Edjangué est une contribution intéressante à plus d'un titre. D'abord parce qu'elle porte sur une tranche d'âge (20-29 ans) qui est au centre de la représentativité des jeunes et de leurs préoccupations. Ensuite, l'échantillonnage choisit, qui s'étale sur trois continents : l'Afrique, l'Europe et les États-Unis d'Amérique avec des profils variés (étudiants, chômeurs, salariés, entrepreneurs). Par ailleurs, les éléments d'analyse qui permettent une compréhension claire de la manière dont la Covid a été perçue par des jeunes dans chacun des trois continents et parfois avec différentes appréhensions à l'intérieur d'une région, depuis le support d'information par lequel les uns et les autres ont appris l'existence de la crise jusqu'aux conséquences multiples dans la vie quotidienne. Surtout, la contribution de Jean-Célestin Edjangué montre de manière concrète comment par la résilience, des jeunes Africains, Européens et Américains ont, malgré l'environnement hostile, choisi de continuer à entretenir leurs rêves, à scruter l'horizon pour se projeter dans un futur qu'ils espèrent inéluctablement meilleur.

Je salue ce travail qui apporte un regard original sur la manière dont les jeunes ont vécu la pandémie du coronavirus dans trois continents différents, en restant fixés sur leurs rêves pour dessiner l'avenir.

Dr MANENGU Casimir Tshikolasoni
Représentant de l'OMS en Guinée

Préambule

La vulnérabilité des jeunes, dans le monde entier, la précarité de leur vie quotidienne, est un fait qui ne souffre plus aujourd'hui d'aucun doute. En temps de paix comme de guerre, pendant les périodes de crises politique, économique, climatique ou sanitaire, comme depuis 2019, les jeunes, au même titre que les femmes, les enfants, les personnes beaucoup plus âgées ou handicapées, sont classés parmi les publics vulnérables, des proies faciles d'une conjoncture généralement subie, qui s'est imposée à eux.

La pandémie sanitaire planétaire du coronavirus, venue de Chine, en décembre 2019, avant de gagner l'Europe dès le premier trimestre 2020, puis l'Afrique et l'Amérique, a percuté de plein fouet les jeunes générations, remettant au grand jour la situation peu enviable d'une jeunesse déjà fragilisée par le contexte socioéconomique, politique et environnemental mondial. Avant d'entrer dans le vif du sujet, il est apparu utile de marquer un temps d'arrêt sur une communauté plus complexe à analyser qu'il n'y paraît de prime à bord. D'abord parce qu'il semble difficile de lui trouver de manière unanime une définition. Ensuite, cette communauté, bien qu'ayant un certain nombre de paramètres caractéristiques, est aussi dépendante de l'environnement physique dans lequel ses membres évoluent, ce qui la rend encore plus difficilement saisissable. Enfin, et nous le verrons dans la suite de notre propos, même les institutions internationales ont toutes les peines du monde à s'accorder pour désigner une tranche d'âge décidément insaisissable, ainsi que je lai déjà souligné dans une autre de mes contributions[1].

En sociologie, la « Jeunesse » est le stade de vie humaine entre l'enfance (période de développement humain de la naissance et la puberté) et le début de l'âge adulte en passant par l'adolescence (période transitoire entre la fin de l'enfance et le début de l'âge adulte). L'être humain change, sur le plan physique, physiologique et psychique. Si les critères définissant l'adolescence ont varié tout au long de l'histoire, les manifestations de l'entrée dans l'adolescence sont souvent les mêmes, depuis les métamorphoses biologiques du fait des changements hormonaux de la puberté et de sa durée sur le plan social. Une durée intimement liée, sur le plan social, au degré de dépendance financière envers les parents. D'ailleurs l'Organisation mondiale de la santé (OMS) considère qu'on est jeune si on est âgé de 10 à 19 ans. Mais il va de soi que ce critère de l'âge est loin de faire l'unanimité et, pour certains scientifiques, cet âge peut aller jusqu'à 24 ans voire 29 ans. Les mêmes experts soutiennent que le début de cette phase de vie peut être arrêté à 16 ans. Bien évidemment, les jeunes représentent une hétérogénéité sociale, avec des inégalités prononcées, selon la famille, la région, le pays ou le continent.

Mais la jeunesse c'est aussi une construction historique, qui va bien au-delà de l'âge physiologique ou biologique. Pour qu'on puisse parler de jeunesse, deux conditions au moins doivent être réunies. D'une part, il faut avoir une reconnaissance sociale de cette catégorie. Ce qui suppose de mettre en exergue le rôle de la mission sociale et politique confié aux jeunes.

---

[1] Cf. Jean-Célestin Edjangué in *Jeunes d'Afrique, jeunes du monde. Les combats de tous les espoirs*, l'Harmattan, Paris 2020, 239 pages, 23,5 euros.

Un rôle rythmé par une ritualisation. Ainsi, dans la Rome antique, c'est en passant d'une toge à l'autre que l'on passe d'un stade biographique à un autre. Au Moyen âge comme à l'époque moderne, c'est dans leur mission de maintien de l'ordre social, qu'ils devaient simuler de subvertir, en marquant leur désapprobation avec des bruits de casseroles par rapport à la communauté et en apportant leur exubérance dans les confréries, que les jeunes signaient leur passage à l'âge adulte. Ces confréries élisaient le « prince de la jeunesse », une sorte de porte-parole de la communauté des jeunes.

Ce rôle social prendra de plus en plus d'ampleur au XVIIIè et au XIXè siècles, à travers des manifestations bruyantes (charivaris), des carnavals ou au moment des fêtes religieuses. La Saint-Jean, en juin, représentait un parallélisme entre le renouveau des saisons, la régénération de la nature et la nouvelle ou jeune génération sociale incarnée par des jeunes dans une communauté quelconque.

Maître de conférence en histoire contemporaine à l'université de Rouen, en France, Ludivine Bantigny, expliquait, en 20 13[2], le concept de la jeunesse et certaines des pratiques auxquelles ce groupe social a toujours été attaché, comme des ingrédients qui concourent à codifier le groupe et à le faire accepter comme tel. « On retrouve ces pratiques dans les étapes qui mènent au service militaire : la conscription, donc le fait de passer devant le conseil de révision, donnait également lieu à des fêtes, à des rituels. Et là aussi, appartenir à une classe, au sens du contingent, c'est très important pour désigner des places et établir un certain ordre social », note l'enseignante qui ajoute : « Par exemple, au XIXème siècle- et ce phénomène perdure d'une manière variable selon les régions -, pendant toute une année entre le conseil de révision et le

[2] In Alternatives économiques, hors-série n° 060 du 1er /02/2013

moment où ils partent au service militaire, les jeunes sont chargés d'organiser les fêtes selon toute une série de pratiques très codifiées. Il y a un rôle des jeunes qui est reconnu comme tel et accepté ». Mais pour l'enseignante, cette reconnaissance, seule, ne suffit point pour qu'il y ait jeunesse ou qu'on parle de jeunesse. « Il faut qu'il existe un temps spécifique qui soit vécu comme tel. Et c'est assez rare dans des sociétés où la mise au travail est très précoce. Pour mémoire, ce n'est qu'en 1841 que l'on a interdit en France le travail des enfants de moins de 8 ans. On passe ensuite à 12 ans au début de la IIIe République, à 14 ans sous le Front populaire et à 16 ans en 1959 ».

À la fin de la Seconde Guerre mondiale (1945) et jusqu'au premier choc pétrolier de 1973, les pays industrialisés connaissent une prospérité exceptionnelle. Cette période communément appelée « Les trente Glorieuses », selon l'expression de Jean Fourastié[3], est marquée par une forte croissance économique et une amélioration notable des conditions de vie d'une grande majorité des populations des pays développés, membres pour l'essentiel de l'Organisation de coopération et de développement économiques (OCDE). En France, la majorité des jeunes commencent alors à travailler dès l'âge de 14 ans aux côtés des adultes, mais avec des conditions salariales moins valorisantes que les adultes : dans certaines branches, un jeune de 14 ans gagnait 40 % du salaire d'un ouvrier à travail égal, celui de 15 ans, 50 %, etc. Il faut ajouter à cette réalité, les conditions extrêmement précaires de l'apprentissage. Une situation qui changera avec le mouvement de mai 1968. Tout cela tend à écorner le mythe souvent répandu, selon lequel, il était plus agréable d'être jeune par le passé, de vivre une jeunesse épanouie.

[3] Economiste et sociologue français, 1907-1990

En réalité, une petite minorité des jeunes pouvaient profiter, à l'époque, de ce statut social. Aujourd'hui encore, nombreux sont les jeunes qui se sentent exclus des processus de prises de décisions qui engagent la construction de la société, ou qui sont frustrés de ne pas toujours bénéficier des fruits de la croissance alors que d'autres couches sociales en jouissent.

La question du chômage des jeunes, frappés deux ou trois fois plus que la moyenne nationale, en France, notamment, n'a cessé de prendre de l'ampleur. Sans jamais trouver de solution, pour l'instant. La France, ici, n'est qu'un symbole regrettable d'une réalité tristement répandue à l'échelle mondiale.

Le nombre de chômeurs, parmi les jeunes, n'a cessé d'augmenter depuis le début des années 1960 et va même s'accentuer dans les années 1970, y compris dans la période de forte croissance économique. « Il y a à la fois de la méfiance et de l'admiration. On oscille entre sollicitude et inquiétude à l'égard des jeunes. Ces deux représentations sont de véritables serpents de mer », souligne encore Ludivine Bantigny. Et de préciser : « D'une part, l'idée d'une jeunesse qui représente la reviviscence de la société, qui est quasiment associée à l'idée de cycle naturel. Et donc à un espoir très positif et enthousiaste. Mais aussi, et parfois de manière concomitante, une vision beaucoup peu reluisante des jeunes que l'on assimile à une « nouvelle classe dangereuse », pour reprendre une expression qui avait cours au XIXème siècle à propos des « ouvriers », appuie encore l'enseignante, maître de conférences en histoire contemporaine à l'université de Rouen.

Quoi qu'il en soit, l'un des révélateurs les plus visibles du mal-être des jeunes à l'échelle de la planète, depuis plusieurs décennies, c'est la capacité de ce groupe social à s'indigner, à travestir l'ordre social établi, pour marquer son désaccord, dire non ! Aux multiples situations d'injustice dont elle est victime. En particulier face à la pire des inégalités que symbolise, aux yeux de nombre des jeunes, la question de l'emploi, de la non-représentativité dans les cercles et instances de prises de décisions et, in fine, le sentiment d'être souvent regardés avec condescendance par le reste de la société. Cette réalité est vécue de manière identique par les jeunes générations partout dans le monde entier. De telle sorte que l'avènement de la Covid-19 semble avoir accentué un malaise, voire un mal-être, déjà perceptible, mais que nombre d'acteurs ou de composantes de la société n'ont jamais voulu prendre en compte.

Introduction

L'Organisation internationale du travail (OIT), tirait la sonnette d'alarme dès le mois de juin 2020. Pour cette institution, « les jeunes seront les premières victimes de la récession en cours. Une situation qui risque de nourrir la montée de la défiance vis-à-vis de la société » [1]. Les mesures drastiques de confinement et de couvre-feu, adoptées par nombre de pays pour protéger les populations les plus menacées face à la pandémie du coronavirus, ont par ricochet affecté durement les jeunes générations, les plongeant dans une vulnérabilité insoupçonnée, les obligeant à chambouler leur mode quotidien de vie, bridant à la fois leur insouciance et la propension à se projeter pour dessiner leur avenir. Une réalité d'autant plus préoccupante que les moins de 30 ans représentent environ 50, 2 % des 7,8 milliards d'habitants qui peuplent la planète terre selon les chiffres de la Banque mondiale, en mars 2020. Et dans un continent comme l'Afrique, où 66 à 70 % de la population a moins de 25 ans, être jeune en temps de Covid peut induire des conséquences plus difficilement mesurables, du fait de ses spécificités en matière d'infrastructures sanitaires, scolaires, universitaires et de politique globale en direction des jeunes, même si la région a été relativement peu touchée, en comparaison avec le reste du monde, par le fléau.

Notre ambition, à travers cette contribution, est de chercher à savoir comment la tranche d'âge des 20-29 ans a vécu la pandémie de coronavirus ; quels regards ces jeunes générations portent sur la maladie et en quoi elle a

[1] Cf *lemonde.fr* du 13 juin 2020

impacté leur vie quotidienne ; enfin, ces jeunes continuent-ils à entrevoir l'avenir en dépit de l'incertitude que le contexte si particulier fait peser sur la société, même avec l'arrivée des vaccins ? Et si tel est le cas, sur quels ressorts s'appuient ces jeunes générations pour suivre vaille que vaille leurs aspirations et rêves ?

Pour tenter de répondre à ces questions et à bien d'autres encore, un questionnaire de six thématiques, a été adressé à une trentaine des membres de cette communauté, permettant de recueillir les témoignages de jeunes de 20 à 29 ans, en Afrique, Europe et aux États-Unis, sur la manière dont ils vivent, chaque jour, la crise sanitaire du coronavirus. Certains des panélistes sont étudiants, d'autres travailleurs, d'autres encore, sans emploi.

L'hypothèse de départ était que l'environnement régional, familial et social, la manière avec laquelle les autorités compétentes ont géré le fléau du coronavirus, depuis son apparition, en décembre 2019 à Wuhan, en Chine, peut déterminer le ressenti plus ou moins grand de la crise sanitaire et avoir des répercussions variables, auprès des jeunes générations. Dans cette optique, il a semblé important de se poser, à propos des membres de ce groupe social, vivant en Afrique, Europe et aux États-Unis, un certain nombre de questions : quels regards portent-ils sur cette période de leur vie dominée par la Covid et qui a déjà bouleversé les codes de vie sociale dans le monde entier ? Comment cette crise sanitaire a-t-elle affecté leur vie de chaque jour ? En quoi la Covid a-t-elle été un formidable moteur pour se réinventer et mieux s'adapter aux mutations sociologiques imposées par la crise sanitaire ? Dans ce contexte particulier, quels peuvent encore être leurs aspirations et rêves par rapport à l'avenir ?

Le questionnaire distribué via mail le 7 janvier 2021, a été restitué le 31 janvier 2021, par le même canal, pour exploitation et traitement des données recueillies sous anonymat partiel ou total.

Dans la première partie de cette réflexion, nous allons revenir sur les principaux éléments caractéristiques du quotidien des jeunes, essentiellement les moins de 30 ans, avant l'apparition soudaine du coronavirus, en décembre 2019, en Chine, puis début 2020 dans le reste du monde (en Europe, en Amérique, en Afrique...). Ce rappel historique mis en perspective permettra de constater qu'en réalité, les maux dont souffrent la majorité des jeunes dans le monde, ne sont pas nés avec l'apparition du coronavirus, même si le virus a pu agir comme le révélateur d'une réalité endémique et de l'état socio-psychologique de la tranche d'âge dominante de la population mondiale.

La deuxième partie de cette contribution nous conduira à l'analyse des perceptions qu'ont eues, de la Covid, les jeunes qui ont participé à cette étude, tout en nous interrogeant sur la manière dont la maladie a percuté de plein fouet et transformé leur vie quotidienne, tant dans la cellule familiale, la sociabilité avec leurs conscrits et en matière de loisirs. Les perceptions liées avant tout au support par lequel les uns et les autres ont été informés pour la première fois de l'existence du coronavirus. On se rend alors compte que ce premier contact, en matière d'information, est capital, puisqu'il détermine généralement le rapport que nombre des membres du panel de l'enquête vont entretenir ensuite avec la crise sanitaire de la Covid.

Enfin, une troisième et dernière partie de ce travail nous édifiera sur la résilience des jeunes qui, en dépit d'un quotidien difficilement supportable, continuent, dans leur immense majorité, à entretenir des rêves pour préparer l'avenir. Comme si, pour eux, la vie devait nécessairement prendre le dessus, suivre son cours, comme un long fleuve charriant par intermittence, de grosses et impressionnantes vagues. Et tant pis si l'épais brouillard représenté par « la pandémie du siècle », ne se dissipe que lentement, progressivement… avec des rebonds sur fond de *variants* anglais, brésilien, sud-africain, indien devenu, entre-temps, Alpha puis Delta, ou encore Omicron. Quoi qu'il en soit, la rage de vivre et la détermination à se projeter dans un futur plus ou moins proche, semblent avoir pris le pas sur le découragement, la détresse, les troubles psychosomatiques et autres angoisses liés aux effets des mesures de restriction des libertés, des marqueurs contraires à la sociabilité, notamment le confinement, à une réalité de la vie de chaque jour désormais dictée par l'agenda de la Covid.

PREMIÈRE PARTIE

Il s'agit dans cette partie de revenir quelques mois et années en arrière, pour scruter le quotidien des jeunes de différentes régions du monde (Europe, Afrique, Amérique et Asie), avant l'apparition de la Covid 19. On s'aperçoit que la partie la plus importante de la démographie planétaire, était déjà dans une situation difficile, notamment en matière d'emploi, de participation aux processus de prise de décisions et l'investissement au développement national.

Des jeunes en détresse bien avant la Covid-19

Au moment où se déclenchent la crise sanitaire du coronavirus et les conséquences que l'on sait, les jeunes sont déjà en situation de détresse dans toutes les régions du monde, notamment en Europe.

Le désarroi des jeunes européens

Dans une contribution publiée dans « the Conversation » et reprise par *latribune.fr*, début janvier 2019, sous le titre « Rétro 2018 : le grand malaise de la jeunesse française », Yannick Prost, enseignant en relations internationales (Sciences Po) et responsable de l'unité d'enseignement "aire juridique et administrative'" (Master Lisi, UFR EILA, Université Paris VII Denis Diderot), revient sur la situation globalement difficile des jeunes dans l'hexagone, deux ans avant la Covid. « Si l'on excepte une fraction issue des classes aisées et très privilégiées par le cumul des facteurs de reproduction sociale, la jeunesse vit depuis la fin des années 1980 une douloureuse entrée dans la vie adulte qui ne peut que la rendre pessimiste sur l'avenir », indique l'auteur, expliquant : « D'une part, elle subit l'injonction de construire sa propre identité - sans cesse exposée sur les réseaux sociaux-, et d'autre part elle doit affronter une concurrence accrue dans l'école et le travail ».

Une situation qui sape le moral des jeunes Français. « L'estime de soi en ressort généralement amoindrie, et 71 % des jeunes pensent qu'ils vivront plus mal que leurs parents », note-t-il encore, insistant sur le paradoxe de cet état de fait, alors que cette jeunesse s'investit de plus en plus en nombre dans les études, ces dernières étant longtemps considérées comme une sorte de passeport pour l'emploi et un bouclier contre le chômage. « Et pourtant, la jeunesse s'engage encore massivement dans les études, croyant pouvoir ainsi limiter le déclassement ou la marginalisation qui semblent tous les menacer. La hausse spectaculaire des effectifs étudiants se poursuit (+ 14 % entre 2011 et 2016), d'ailleurs insuffisamment accompagnée sur le plan budgétaire ». L'enseignant pointe du doigt un système scolaire et éducatif qui établit des différences entre étudiants. « La « ségrégation scolaire » ne fait que reproduire les inégalités vers le haut, reportant au niveau du campus la distillation séparant le fils de cadre et celui de l'employé dans l'accès aux positions professionnelles et sociales prisées ».

Pire, l'école à plusieurs vitesses laisse sur le bord de la route, ceux des jeunes issus de familles les plus défavorisées. À tel point que nombre d'entre eux décrochent et se radicalisent, trouvant dans des manifestations de toutes sortes, l'occasion d'exprimer leur ras-le-bol : « la France se singularise parmi les nations de l'Organisation de coopération et de développement économiques (OCDE) par une moindre insertion sur le marché du travail alors que les employeurs peinent à recruter sur certaines filières ou compétences. La proportion de jeunes actifs en CDD est la double de celle de la moyenne des pays de l'OCDE. Cette précarité s'étend également à d'autres formes d'emplois, comme l'intérim, les stages et la progression du nombre d'auto entrepreneurs jeunes liée à une certaine forme d'Uberisation de la société dont les jeunes outsiders, les premiers, font les frais », constate Yannick Prost.

Cette analyse rejoint celle d'une étude de l'Institut national de la statistique et des études économiques (INSEE), publiée le 26 mars 2021, sur « Les jeunes ni en emploi, ni en études, ni en formation en 2019 », qui apporte une photographie intéressante sur l'insertion professionnelle des 15-29 ans à l'époque. « En 2019, en France, 12,9 % des jeunes de 15 à 29 ans ne sont ni en emploi, ni en études, ni en formation (NEET). Si les femmes sont globalement plus souvent dans cette situation que les hommes, ce n'est le cas qu'à partir de 22 ans ». L'étude poursuit : « En effet, elles sont plus souvent en études auparavant, puis inactives avec l'arrivée des premiers enfants. L'écart entre les femmes et les hommes se réduit depuis 2003. Il est aussi moins important que dans l'ensemble de l'Union européenne. Quant à la part de NEET elle-même, elle est légèrement plus élevée en France ». Et même si affinés, ces chiffres peuvent donner une lecture plus accommodante, ils n'en demeurent pas moins préoccupants. « S'ils partagent le fait de ne pas être en emploi, leur position sur le marché du travail peut être variée : parmi eux, 47 % sont au chômage au sens du bureau international du travail (BIT), 20 % sont inactifs et souhaitent travailler, mais ne remplissent pas les critères de disponibilité ou de recherche d'emploi pour être considérés comme chômeurs et appartiennent donc au halo autour du chômage et 33 % sont inactifs et déclarent ne pas souhaiter travailler, pour des raisons diverses (s'occuper d'enfants, problèmes de santé, etc.). Quant aux jeunes qui ne sont pas NEET, 51 % sont en emploi, 43 % sont sans emploi, mais poursuivent leurs études initiales et 6 % ont repris des études ou suivent d'autres formes de formation ».

Dans « Jeunes d'Afrique, jeunes du monde. Les combats de tous les espoirs », contribution parue en janvier 2020, chez l'Harmattan, j'identifiais déjà les principaux fléaux qui minent le quotidien des jeunes de moins de 30 ans dans le monde, dont l'accès à un emploi décent. Une catastrophe dont le caractère nuisible a des conséquences physiques, psychologiques et environnementales, qui touchent bien au-delà des seules victimes directes.

Les chiffres de chômage dans la zone euro (regroupant 19 pays sur les 28 de l'Union européenne qui ont l'euro pour monnaie commune), communiqués par Eurostat[1], en mai 2018, indiquent un taux général de chômage de 8,5 % en janvier 2018 (contre 7,1 % dans l'Union européenne des 28). Des données stables par rapport à celles de décembre 2017 et en baisse légère sur un an, puisqu'en janvier 2017 le taux de chômage était de 9,6 %. Mais l'enseignement le plus important de ce rapport concerne le chômage des jeunes. En avril 2018, un peu moins de 3,5 millions de jeunes de moins de 25 ans étaient au chômage dans l'Union européenne (L'UE28), dont 2,433 millions dans la zone euro, soit une diminution de 464.000 dans l'UE28 et de 306.000 dans la zone euro. Il apparaît ainsi que le taux de chômage des jeunes s'est établi à 15,3 % dans l'UE28 et à 17,2 % dans la zone euro, contre respectivement 17,2 % et 19,3 % en avril 2017.

Les différences du nombre de jeunes en quête d'emploi varient d'un État à l'autre. L'Allemagne est de loin, le pays qui lutte le plus contre le chômage des jeunes (6 %), juste devant Malte (6,8 %) et les Pays-Bas (6,9 %). Alors que le taux de chômage des jeunes atteint 45,3 % en Grèce (chiffres de février 2018), 34,4 % en Espagne ou encore 33,1 % en Italie. Depuis une dizaine d'années (2012), la Commission européenne a lancé un train de mesures « Emploi des jeunes », comprenant une proposition,

---

[1] Direction générale de la Commission européenne chargée de l'information statistique dans tout l'espace communautaire, créée en 1953, a son siège au Luxembourg.

adoptée par le Conseil en 2013, d'une garantie d'emploi pour la jeunesse, une recommandation du Conseil sur la qualité des stages, adoptée en 2014, et le programme d'alliance européenne pour l'apprentissage. Ce train de mesures est accompagné par l'initiative pour l'emploi des jeunes, lancée en 2013, dans le but de renforcer et d'accélérer la prise de mesures, surtout dans les régions où le taux de chômage des jeunes est supérieur à 25 %, en moyenne.

Reste la question du financement de cette ambition politique. Dans ce sens, le Parlement européen souhaiterait voir accroître l'enveloppe dédiée à la politique de la jeunesse. C'est tout l'objet des négociations sur le budget pluriannuel de l'Union européenne (2021-2027).

En France, les chiffres avancés par le ministère du Travail, fin janvier 2018, mentionnent un taux de chômage de 22, % chez les jeunes de 16-25 ans contre 9,5 % de la population active à l'échelle nationale. Un décalage qui ne se réduit pas, en dépit des différents plans de lutte adoptés par les gouvernements successifs, depuis au moins une trentaine d'années. La comparaison du taux d'emploi des jeunes Français avec ceux des autres pays européens est d'autant plus significative qu'elle est révélatrice des difficultés d'insertion de la jeunesse de l'hexagone sur le marché du travail. Les jeunes Africains qui représentent une ressource incontestable sur le plan humain ont le sentiment de compter pour du beurre.

L'atout jeune gâché en Afrique

Le continent, berceau de l'humanité et creuset des civilisations, du fait d'une population jeune écrasante sur la pyramide des âges, est aussi la région qui mise le moins sur cet atout. De telle sorte que l'on peut parler de « Péril jeunes », les jeunes Africains étant exposés à de risques graves d'insécurité menaçant leur insouciance, si caractéristique de ce stade de vie, l'importance des débats à vouloir refaire le monde, la détermination à se faire une place pour préparer l'avenir dans une société pas toujours avenante.

Continent le plus jeune du monde avec deux tiers des habitants âgés de moins de 25 ans, l'Afrique doit faire face à plusieurs urgences liées à sa spécificité démographique, en plus de préoccupations généralement communes à cette tranche d'âge un peu partout dans le monde.

Éducation, santé, infrastructures routières, électrification, industrialisation, gouvernance, démocratie participative... En Afrique, tout paraît prioritaire, tout nécessite l'urgence de l'action. L'insuffisance des infrastructures pénalise davantage la jeunesse du continent dont le dynamisme et l'enthousiasme peuvent être refroidis d'autant plus que les mesures d'accompagnement pour encourager le bien-être social des jeunes sont rares.

Mais la première des urgences concernant la jeunesse africaine, semble d'abord lier à la manière dont cette jeunesse est perçue dans une société où, derrière le voile légendaire de l'accueil et de l'hospitalité, de la chaleur entretenue entre les membres de la famille, se cache en réalité l'enracinement de la relation horizontale qu'illustre le respect scrupuleux du droit d'aînesse.

C'est donc une véritable révolution culturelle que le continent doit amorcer s'il veut promouvoir l'émancipation de sa jeunesse. Un groupe social longtemps bridé par le régime politique du parti unique et qui a, depuis le début des années 1990, goûté aux vertus du pluralisme démocratique. Car, si comme l'indiquait le professeur et ethnologue malien, fervent défenseur notamment de la tradition orale peule, Amadou Hampâté Ba (1900-1991) : « En Afrique, un vieillard qui meurt c'est une bibliothèque qui brûle », l'Afrique souffre surtout d'un manque de renouvellement des élites pour la conduite des affaires publiques.

Cette accession aux affaires passe nécessairement par une meilleure formation, l'acquisition des compétences permettant de relever le pari de l'emploi des jeunes, puisque 3 chômeurs sur 5 en Afrique ont moins de 25 ans. Et c'est malheureusement considéré comme une situation normale. Puisque nombre des jeunes diplômés sortent des filières qui ne sont pas en rapport avec les besoins du marché du travail. Un pays comme le Sénégal, qui enregistre cent mille nouveaux diplômés par an ne parvient à trouver du travail que pour vingt-quatre mille d'entre eux, déclarait le ministre des Finances, Amadou Kane, en 20 12[1] (au moment où le pays connaissait une croissance économique de 3,7 %).

Cette situation absurde qui consiste à former des jeunes diplômés pour alimenter les statistiques du chômage a un autre effet pervers : la fuite des cerveaux et la migration massive des jeunes vers l'étranger. Il y a donc une question de volonté politique qui se dédouble d'un problème de gouvernance du fait de la corruption généralisée et du népotisme.

Face à ces enjeux de développement et aux maux qui minent le continent, que peut-on faire ?

La mondialisation des échanges et les mutations accélérées qui l'accompagnent sont créatrices

de nouveaux secteurs d'emploi. Ainsi en est-il des nouvelles technologies de l'information et

de la communication (NTIC) [2] qui sont un formidable vivier de création d'emplois et donc, forcément, un champ à explorer. C'est cette vision que partageait déjà Jacques

---

[1] Lors de l'émission Invité du jour sur Africa24

[2] Jean-Célestin Edjangué in *Afrique, que fais-tu de ta jeunesse ? Les paradoxes d'un enjeu moteur de développement*, l'Harmattan, 2013, 140 pages, préface d'Abdou Diouf.

Bonjawo, l'ingénieur camerounais et ancien senior manager de Microsoft, dans un ouvrage célèbre[3].

700 millions d'Africains, sur 1,2 milliard d'habitants que compte le continent, disposaient d'un téléphone mobile en 2018. Quand on connaît les applications illimitées que permet cet outil, il y a là une source incontestable pour créer les emplois. Nombreux sont les jeunes Africains qui ont décidé de passer à l'acte, de créer leur propre entreprise, notamment dans le domaine des Nouvelles Technologies de l'Information et de la Communication.

Dans le même sens, le secteur de la protection de l'environnement et des énergies renouvelables est également très porteur. Le Maroc, en Afrique du Nord, a abrité à Marrakech du 7 au 18 novembre 2016, la vingt-deuxième Conférence des Nations Unies sur le Climat, la COP22. Fait rarissime, c'est la deuxième fois en une quinzaine d'années que le Royaume chérifien accueillait ce rendez-vous mondial sur le Climat, après avoir reçu la COP7 en 2001. Ce qui témoigne l'intérêt que les autorités et le peuple marocains accordent à cette question. En 2015, les prévisions du Fonds Monétaire international (FMI) indiquaient que le Maroc (avec 4,4 % contre 2,2 % en 2014) allait enregistrer la deuxième plus forte croissance de la région Menap (Middle East, North Africa, Afghanistan, Pakistan), après le Qatar (7 %), notamment grâce aux énergies vertes.

Mieux, à en croire le Climate action tracker (CAT), un groupe international de chercheurs indépendants, le Royaume du Maroc fait partie des quatre pays les plus écolos à l'échelle de la planète, en 2015, aux côtés de l'Éthiopie, du Costa Rica et du Bhoutan. Vraisemblablement du fait de son ambition de réduire de

---

[3] Jacques Bonjawo, *L'Afrique du 21è siècle. L'Afrique de nos volontés*, Karthala, Paris, 2005

13 %, au moins, ses émissions de gaz à effet de serre d'ici 2030 par rapport à 2010 et de porter à 52 % la contribution des énergies renouvelables à la production électrique dans la même période.

À l'échelle continentale, l'Union africaine (UA) a proclamé 2009-2018 « Décennie pour le développement des jeunes ». L'élaboration du plan décennal de l'institution panafricaine en faveur de la jeunesse du continent comporte à la fois la déclaration de la promotion de la formation technique professionnelle ; l'établissement de l'union panafricaine et de centres d'excellence aux standards internationaux ; la plateforme de développement des sciences et technologies et TIC… Avec comme objectif de cette mobilisation, gagner le pari de l'emploi des jeunes.

Mais les résultats, tant espérés, tardent à être à la hauteur de l'urgence que représente la question de l'emploi des jeunes. Nous l'avons dit, l'Afrique est le continent le plus jeune du monde, avec 70 % de sa population qui a moins de 25 ans. Malgré les avancées enregistrées sur le plan de l'éducation et de la croissance économique, les progrès restent encore fragiles et les jeunes Africains rencontrent les pires difficultés à trouver des emplois décents et à participer aux prises de décisions qui engagent l'édification du continent. En effet, « les jeunes représentent déjà 60 % de chômeurs en Afrique et l'emploi de nouvelles générations reste un défi majeur tant au plan économique que sécuritaire », soulignait le président Alassane Ouattara, de la Côte d'Ivoire, lors du Sommet de l'Union Africaine, à Malabo, en Guinée équatoriale, du 30 juin au 1er juillet 2011.

Pour réussir sa mutation, accélérer sa croissance et construire son développement durable, le continent doit avant tout opérer sa mue culturelle, en conciliant la sagesse des aînés ou des Anciens avec le dynamisme et le génie créatif des jeunes générations. C'est à cette condition que le Berceau de l'humanité et creuset des civilisations pourrait devenir une véritable locomotive, en matière de développement, à l'échelle de la planète.

La question de l'emploi des jeunes est donc au cœur des enjeux de développement en Afrique comme en Europe et ailleurs dans le monde. Les dirigeants des deux entités doivent en tenir compte de toute urgence, s'ils ne veulent irrémédiablement hypothéquer l'avenir de leurs sociétés. Une hantise qui est également palpable aux États-Unis d'Amérique.

Les jeunes Américains minés par des injustices sociales

L'injustice sociale s'oppose à la justice sociale, à la construction morale et politique, basée sur l'égalité des droits, et la nécessité d'une solidarité collective, entre les personnes, au sein d'une société. Il y a donc l'idée d'un contrat social dont la rupture débouche sur une iniquité sociale. C'est la rupture de ce contrat que semble de plus en plus dénoncer une bonne partie des jeunes Américains, qu'on pensait, à tort, résignés.

On croyait qu'ils avaient décidé de se ranger, définitivement, dans la catégorie des « inactifs », de ceux qui ont tourné le dos, momentanément ou pour toujours, à toute velléité protestataire, comparable à l'activisme de ceux qui, comme eux et avec le même âge, avaient dans les années d'après la Seconde Guerre mondiale, versé de leur sang et donné de leur vie pour le combat en faveur des droits civiques (1954-1968). Le mouvement américain des droits civiques visait à établir une égalité de droits civiques pour les Noirs américains en abolissant la législation ségrégationniste.

Dans un article paru en 1970 dans la Revue internationale de recherches de synthèses sociologiques[1], l'auteur, Lawrence Krader[2], fait un parallèle entre la notion d'étudiant révolutionnaire, qui est plus ancienne, et celle de révolution étudiante, plus récente. Les étudiants ont toujours été acteurs des grands mouvements politiques, un peu partout, dans le monde, particulièrement en Russie, et en Chine. Ils y participent comme membres d'organisations de soutien, alliées et périphériques, mais pas en tant qu'étudiants encore moins comme dirigeants.

C'est dans les années 1970 que la situation semble avoir changé. Ce sont les étudiants de la gauche radicale qui prennent le leadership des principaux foyers de contestation. Ils prônent des actions à la fois verbales et physiques dans le but d'obtenir un changement social radical. Il s'agit pour eux d'une part, de renverser les institutions dominantes étatiques et sociales à commencer par le pouvoir policier et militaire ; puis d'autre part, de s'attaquer aux institutions particulières qui régissent la vie quotidienne étudiante, comme les sources de contrôle et de financement de l'université.

Aux États-Unis, le mouvement étudiant de la gauche radicale, qui se veut un mouvement indépendant, est le fruit d'évolution récente, même si dans les années 1930, il constituait un appendice des partis et mouvements de gauche. Il n'avait pas d'initiatives ni bases qui lui étaient propres. Les questions d'emploi et de bien-être social préoccupaient les collèges et les universités : « la conscience de l'inégalité et de l'injustice, de la misère et de la privation était fort aiguë et largement répandue même parmi ceux qui ne participaient pas officiellement aux différents mouvements », explique Lawrence Krader.

---

1 *l'homme et la société*, revue internationale de recherches et de synthèses sociologiques, 1970

2 Anthropologue américain (1919-1998)

Et d'insister : « Dans les années 1940-1950, le courant de la gauche radicale, né des années de crise, ne conservait que peu de vitalité ; de plus, la réaction du pouvoir fédéral et du pouvoir d'Etat, les accusations et la propagande du Congrès et du Département de la Justice, ont brisé définitivement tout lien avec le passé ». Pour l'Anthropologue, les premiers signes de la révolte étudiante, pour ce qui est de l'époque d'après-Seconde Guerre mondiale, sont apparus en Californie. De fait, en 1964-1965, dans la baie de San Francisco, les étudiants brandissent les slogans au contenu, pour le moins, dérangeant : liberté d'expression pour « épater les bourgeois ».

L'escalade de l'engagement militaire des États-Unis au Vietnam a servi de prétexte aux étudiants pour avoir un centre d'intérêt propre : l'enrôlement de la jeunesse, contre son gré, dans les forces armées, dans une guerre peu enthousiasmante. La guerre de Vietnam ne se justifiant par aucune nécessité nationale. Les motivations réelles de l'engagement dans la « sale petite guerre », comme on la considérait à l'époque, restent difficilement saisissables.

La révolte va se cristalliser pendant les années qui ont suivi l'immense succès de Lyndon Baines Johnson aux élections de novembre1964, consécutives à l'assassinat, le 22 novembre 1963 à Dallas du président John Fitzgerald Kennedy, pour atteindre une ampleur inédite après la suppression, dans la majorité des facultés, du sursis d'incorporation pour motifs d'inscription à l'enseignement supérieur. La révolte étudiante n'est pas une révolte généralisée contre la vieille génération, ni d'un rejet de la richesse et de l'autosatisfaction du capitalisme ou la bourgeoisie. C'est au moment où s'annonçaient les négociations de paix à Paris, que la guerre du Vietnam va perdre son efficacité en tant que sujet de cristallisation.

Cette campagne menée essentiellement par les étudiants blancs, qui représentaient l'immense majorité des quelques 7,5 millions d'étudiants américains, d'alors, inscrits dans l'enseignement supérieur, perdait de sa vigueur à mesure que la contestation noire gagnait du terrain.

Pendant la décennie 1950, les décisions de la Cour suprême sur les droits civils provoquent une vague de mouvements sporadiques d'origine libérale et radicale dans le Sud. L'Association nationale pour la promotion des peuples de couleur (National Association for the Colored People), formée plusieurs années auparavant, accepte la collaboration de nouveaux mouvements associatifs constitués. Ainsi en est-il du Congrès pour l'égalité raciale (Congress of Racial Equality), l'Organisation des chrétiens du sud (Southern Christian Leadership Conference), du Comité de coordination des étudiants non-violents (Student Non-violent Coordination Committee).

Malgré la division des noirs musulmans sur la question des droits civils, la tendance représentée par Malcom X se joignit au mouvement. Ce qui a donné un regain de force à l'action pour l'intégration et les droits civils des étudiants noirs. D'autant plus que l'autonomie puis l'indépendance accordée aux anciennes colonies françaises, britanniques et belges, dans les années 1950 et 1960, en Afrique, ont stimulé l'évolution politique des étudiants noirs américains, qui vont également acquérir davantage d'indépendance.

Les revendications des étudiants noirs d'Amérique ont ensuite été étendues à l'admission libre ou proportionnelle dans les collèges financés par les pouvoirs publics (Collège d'État à San Francisco, City College de New York). Par ailleurs, les étudiants ont milité pour l'institution dans les collèges et universités des programmes spécifiques avec les directeurs et professeurs élus par les Noirs. Et ils ont obtenu satisfaction de cette revendication. D'une manière générale, les mouvements révolutionnaires, aux États-Unis, naissent de l'expérience sociale concrète, des situations présentes, de la misère, de l'injustice, des privations réelles. Les communautés de Noirs, Porto-Ricains, Mexicains, connaissent une misère plus grande que les autres Américains.

Une longue période de résignation va alors caractériser les jeunes Américains.

Un sondage Gallup ((1901-1984), statisticien et sociologue américain, inventeur des sondages d'opinion), réalisé en 2010, montre que les jeunes, aux États-Unis, ont plus que d'autres générations, intégré l'idée qu'ils ne doivent rien attendre de bon de la « Corporatocracie ». Ce sondage, dont l'échantillonnage répondait à la question « Pensez-vous que le système de sécurité sociale pourra vous verser une pension quand vous partirez à la retraite ? », a donné des indications surprenantes. Parmi la tranche d'âge 18-34 ans, 78 % ont répondu non. Et curieusement, cette perspective de ne pas avoir accès à la Sécurité sociale n'entraîne pas chez eux une envie folle de se révolter. Pire, nombre d'entre eux semblent résignés à se voir prélever davantage de cotisations sociales même s'ils savent qu'ils n'en bénéficieront pas.

La société américaine a donc réussi à réduire la jeunesse au silence. D'abord du fait d'un énorme endettement dont le remboursement des prêts est un facteur angoissant qui, par ricochet, impose naturellement le calme ou du moins n'incite guère à s'engager dans des manifestations sociales qui peuvent, parfois, mal se terminer. Surtout, la rébellion est traitée comme une psychopathologie. De nombreux contestataires connus en Amérique à l'instar du sociologue et maître à penser de la gauche radicale, Saul Alinsky (1909-1972), ont été diagnostiqués comme étant atteints de trouble oppositionnel et des troubles comportementaux.

Le système éducatif américain est alors formaté de manière à ce que l'élève apprenne l'obéissance et pas vraiment la démocratie, laquelle est perçue comme subversive puisque contenant des fervents potentiels de révolte. En même temps, les écoles sont plus autoritaires sur fond de la promotion de l'élitisme comme l'indiquent les programmes « No Child left behind (« Aucun enfant laissé pour compte » -gouvernement Bush) et « Race to the Top » (« la Course au sommet »- gouvernement Obama). Trois autres points complètent l'arsenal des moyens utilisés pour réduire la jeunesse au silence : la banalisation de la surveillance, puisque la crainte d'être surveillé rend la population plus peureuse et forcément facile à maîtriser ou à contrôler ; la généralisation des écrans de télévision, vidéo, internet, téléphone mobile ; le choix restreint offert aux jeunes entre la religion fondamentaliste et le fondamentalisme consumériste. « Tout ce qui est en place est à la fois bon et mauvais. Le mal s'attaque à toutes nos institutions de la même façon », disait déjà au XIXè siècle le philosophe et essayiste américain Ralph Wado Emerson.

Les choses ont néanmoins changé depuis quelques années. Et la jeunesse américaine semble avoir choisi, définitivement, de se soustraire de l'étau que représente la restriction des libertés individuelles.

Depuis le début des années 2000, la mobilisation et la révolte des jeunes Américains ont été remises au goût du jour, à la faveur de l'épineuse question des armes à feu, du fait des tueries de masse. C'est ainsi qu'en 2014, la mort d'un jeune adolescent de 18 ans, qui s'est fait tirer dessus par la police, à Fergusson, dans le Missouri, a provoqué une indignation profonde auprès des jeunes. Les réseaux sociaux s'emparent alors de l'affaire et s'en prennent aux médias qui ont donné un traitement partial du drame en tentant de faire passer la victime pour un délinquant. Le 14 février 2018, c'est un jeune homme qui a abattu 17 adolescents et enseignants de son ancien Lycée, à Parkland, en Floride. Une fois encore les médias en ont donné un large écho, en essayant d'en rester aux faits. La colère des jeunes, en particulier de ceux qui ont survécu au massacre, parfois par miracle, a mobilisé via les réseaux sociaux nombre d'autres jeunes pour marcher à Washington le 24 mars 2018. Et ce, malgré l'effort consenti par le président Donald Trump de recevoir quelques jours auparavant, le 21 février, quelques-uns des survivants ainsi que des familles de victimes.

Face à cette répétition des tueries de masse, en particulier dans des établissements scolaires, des initiatives ont été avancées pour obliger le pays à réfléchir au contrôle des armes « gun control ». Mais dans un pays où le deuxième amendement de la Constitution autorise tout citoyen à porter une arme pour se défendre, et, où le lobby des armes à feu, la NRA (National Rifle Association) dispose d'une influence incontestable parmi les élus, y compris à la Maison Blanche... Le président Trump, qui n'a jamais caché sa sympathie pour la NRA, s'est dit favorable à ce que les enseignants soient armés au sein des établissements scolaires pour dissuader d'éventuels tueurs. Maigre consolation pour un problème qui mériterait que l'on s'y attaque en profondeur. Ce que même les larmes de Barack Obama après le massacre commis par le jeune Dylan Root, 22 ans, dans l'Emmanuel African Methodist Episcopal Church, à Charleston en Caroline du Sud, le 17 juin 2015, n'ont réussi à faire. Pas moins de 9 personnes y avaient pourtant perdu la vie.

La jeunesse asiatique, elle, a d'autres défis à relever face à l'hostilité des pouvoirs publics qui n'entendent pas composer avec des étudiants contestataires. Elle tente d'organiser la résistance. Résistance que les jeunes asiatiques peinent à organiser face à la répression des forces de l'ordre.

Les jeunes Asiatiques et la répression policière

Réprimer c'est mener une action contre les personnes supposées avoir bafoué un état de droit, en matière, notamment, de sécurité publique. C'est prendre des mesures punitives à l'encontre des contrevenants afin de les mettre hors d'état de nuire en privilégiant la sécurité et la paix civile.

L'image reste gravée dans toutes les mémoires, plus de trente ans après. Le 4 juin 1989, une colonne de blindés est immobilisée par un étudiant, place Tien An Men, à Pékin, en Chine. Là même où, à la fin de la Première Guerre mondiale, en 1919, d'autres manifestations d'étudiants avaient débouché sur le « Mouvement du 4 mai », comme véritable fer de lance de la démocratisation de la Chine. Ce n'est d'ailleurs pas un hasard si c'est encore ce lieu qui sert de point de rencontre à des milliers d'étudiants rassemblés depuis, au moins, le 27 avril 1989. Un mouvement étudiant qui se dresse en opposition à la dictature du Parti communiste chinois (PCC), dont les agissements et le fonctionnement apparaissent de plus en plus insupportables aux yeux de la frange jeune de la population.

Le paradoxe vient de ce que cette réalité contraste avec une Chine qui a choisi de se moderniser en s'ouvrant à l'extérieur.

Le rassemblement des étudiants, qui chevauche avec la commémoration du 4 mai 1919, fait converger jusqu'à un million de manifestants à la Place Tian An Men[1]. Les

---

[1] « Place de la paix céleste » en Français

étudiants des Beaux-Arts érigent une copie de la statue de la Liberté de New York, confectionnée avec du plâtre, baptisée « déesse de la Démocratie ». De nombreux étudiants entament une grève de la faim, le 13 mai 1989. Le mouvement tend à se populariser et, dans les provinces comme dans l'armée, certains ne cachent pas leur sympathie. Ce qui embarrasse le pouvoir de Pékin dont les dirigeants sont contraints d'annuler la visite, le 17 mai, de Mikhail Gorbatchev, alors président de la Russie. Confusion totale qui pousse, deux jours après, le Secrétaire général du Parti communiste chinois, Zhao Ziyang, à se rendre sur la place afin de tenter une médiation visant à convaincre ceux des étudiants concernés d'arrêter la grève de la faim. Échec de cette médiation et durcissement de ton du côté du pouvoir central.

Le 20 mai, le Premier ministre Li Peng instaure la loi martiale et fait appel à l'armée pour dégager la place. Elle n'y parvient pas, les entrées de la ville étant obstruées par la foule de manifestants. Dans la nuit du 3 au 4 juin, l'armée charge brutalement et fait plusieurs centaines de morts et des dizaines de milliers de blessés, place Tien An Men. La même répression s'abat sur les défenseurs de la démocratie dans toutes les grandes régions du pays. Ainsi se termine ce qui est communément appelé « Printemps de Pékin ».

Mais c'est au Japon que s'est déroulée la révolte étudiante la plus longue et certainement l'une des plus violemment réprimées au monde. Au printemps 1968, la révolte éclate sur un événement presque banal, sur fond d'opposition à la guerre américaine au Vietnam. Un an de grèves et de combats, extrêmement rudes, entre forces de l'ordre, factions d'extrême gauche et d'extrême droite. Tout est parti de l'augmentation des frais d'inscription à l'université qui, dès 1965, provoque le mécontentement des étudiants nippons. Une hausse qui touche particulièrement les classes les plus défavorisées de la population japonaise accédant pour la première fois aux études supérieures. Un des étudiants, Akita Meidai, révèle, en avril 1968, que les autorités de l'université ont profité de l'augmentation des droits d'inscriptions, et sous couvert de rendre des diplômes, pour toucher de l'argent sur le dos des étudiants les plus défavorisés.

C'est ce qui va finir par être l'élément déclencheur d'un nombre impressionnant de manifestations, avec occupations des universités et batailles rangées contre les policiers japonais. Quelques 170 universités, au total, seront touchées par le mouvement sur l'ensemble du territoire. Certains étudiants veulent changer la société, d'autres, les plus radicaux, veulent l'installation d'un régime communiste. L'évacuation la plus violente aura lieu en janvier 1969, à Tokyo, à l'amphithéâtre Yasuda de l'Université Todai, qui forme les cadres de l'administration.

Deux autres révoltes d'importance semblent traduire le malaise des jeunes asiatiques ces dernières années.

D'abord la mobilisation de la jeunesse de Taïwan, en mars 2014. Un mouvement initié par des étudiants le 18 mars, avec occupation du parlement taïwanais en guise de protestation contre la tentative du parti au pouvoir, le Kouomintang(KMT), de passer en force un accord d'ouverture mutuelle du secteur des services avec la Chine. Dans un entretien accordé à *lemonde.fr*[1], Stéphane Corcuff[2], analyse ce mouvement et dévoile le malaise provoqué par la puissance de plus en plus évidente de la Chine, en particulier dans les couches les plus jeunes

---

[1] Cf *lemonde.fr du 28/03/2014*

[2] Spécialiste de la géopolitique taïwanaise au Centre d'Etudes Françaises sur la Chine contemporaine (CEFC) et directeur de son antenne à Taipei.

de la population. « Les étudiants se mobilisent contre des procédés de négociation qu'ils considèrent comme opaques et porteurs de risques pour la société taïwanaise. Derrière ce malaise, il y a la triple question de leur liberté, de leur souveraineté et de leur identité face à l'irrédentisme chinois », affirme-t-il, avant d'ajouter : « Jusqu'ici, le Kouomintang restait le parti qui, par son contrôle des leviers du pouvoir et pour des raisons historiques, pilotait la réponse de Taïwan face à la Chine. Une grande partie de la population taïwanaise le considérait comme le plus apte à résister aux pressions chinoises ».

Or, l'hégémonie grandissante de la Chine inquiète d'autant plus que l'accord de libre-échange qu'elle vient de parapher avec Taïwan risque d'asseoir définitivement l'influence politique de Pékin dans la région. « Mais un nombre croissant de gens craignent que la Chine gagne une force d'influence considérable grâce à cet accord économique jusqu'à dicter sa politique au président taïwanais Ma Ying-jeou », soutient encore Stéphane Corcuff, convaincu que c'est l'influence diplomatique grandissante de la Chine à Taïwan qui a mis le feu aux poudres. « On en arrive aujourd'hui à ce soupçon que l'on veut « vendre Taïwan à la Chine », qu'on a vu s'exprimer dans différents slogans. De son côté, le Kouomintang considère qu'il fait tout pour préserver la souveraineté taïwanaise tout en permettant à Taïwan de tirer profit de la croissance chinoise ». Pour l'analyste et spécialiste de la géopolitique taïwanaise, le Kouomintang n'a rien fait pour tirer l'affaire au clair. « Le fait est que le KMT s'est arrogé un monopole sur les relations entre les deux rives, à l'abri de toute consultation avec la société civile ou les autres parties », conclut Stéphane Corcuff.

Les accords signés à Shanghai en juin 2013 prévoient l'ouverture aux investissements chinois des secteurs importants (culture, médias). Mais le refus par le Kouomintang, dont les membres sont majoritaires à l'Assemblée, d'examiner chaque clause de ces accords, a confirmé les craintes de la volonté chinoise de mettre main basse sur l'économie taïwanaise et donc de bloquer le fonctionnement démocratique de Taïwan. C'est en réalité cette perception de l'affaire qui a poussé les étudiants dans la rue en mars 2014. Pékin continuant de menacer Taïwan par des capacités maritimes de plus en plus impressionnantes, donne raison à ceux qui lui prêtent des intentions hégémoniques dans l'optique d'annihiler les aspirations indépendantistes de la République de Chine de Tchang Kaï-Check.

Cette « révolution des tournesols » a mis en exergue le mal-être des jeunes taïwanais face à Pékin. C'est d'ailleurs cette fleur jaune qu'un étudiant a plantée sur le pupitre du président de l'Assemblée nationale, au milieu de canettes de boissons énergisantes à l'instar des autels chinois aux divinités taoïstes.

L'autre foyer de tensions impliquant les jeunes en Asie, ces dernières années, est le Cachemire.

Le territoire, seul État de l'Inde peuplé majoritairement de musulmans, connaît depuis au moins trois décennies, une insurrection séparatiste appuyée par le Pakistan. Dans la vallée, les idées séparatistes ont contaminé la jeunesse de ce territoire contesté. Dans l'une de ses éditions en ligne, en 2017, « la-Croix.com »[1], consacre un reportage à la révolte des jeunes du Cachemire et montre comment le conflit a définitivement cassé la cohésion sociale. « La vallée a connu des scènes d'émeutes urbaines d'une rare violence entre juillet 2016 et septembre 2017 des étudiants armés de pierre, de bâtons voire de cocktails Molotov se sont heurtés à des policiers qui n'ont pas hésité à faire usage de carabines à plomb. Les hôpitaux ont dû soigner

---

[1] lacroix.com du 14/12/2017

des centaines de gueules cassées et éborgnées », raconte l'auteur de l'article, qui précise que « Le dôme du palais de justice de Srinagar est encombré de cas de jeunes gens arrêtés chez eux ou sur le chemin, en marge des manifestations. Ils ont été incarcérés pendant quelques jours, voire plusieurs mois, puis sont relâchés sans être poursuivis, faute d'avoir été pris en flagrant délit ». Des affrontements qui ont fait, en un an et demi, quelques 211 personnes tuées du côté des manifestants et 78 dans les rangs des forces de l'ordre. Cette « révolution des tournesols » a mis en exergue le mal-être des jeunes taïwanais face à Pékin. C'est d'ailleurs cette fleur jaune qu'un étudiant a planté sur le pupitre du président de l'Assemblée nationale, au milieu de canettes de boissons énergisantes à l'instar des autels chinois aux divinités taoïstes.

Une étude financée par l'Union européenne, au plus fort du conflit, comptabilise deux fois plus de cas de dépression dans la vallée du Cachemire que dans le reste de l'Inde. « Les héros de la jeunesse cachemire sont des combattants séparatistes », remarque Abdul Majid, psychiatre, qui ajoute : « Nous vivons dans une sorte de bulle où tout sentiment, toute émotion est décuplée. Et parfois, certains sombrent. »

Et si par moments, la répression policière et une certaine lassitude forcent les belligérants à observer une longue trêve, les jeunes et les forces de l'ordre savent que la moindre étincelle est capable d'embraser tout le Cachemire.

Cette réalité quotidienne des jeunes Africains, Européens, Américains et Asiatiques rejoint celle des jeunes caribéens, les mêmes causes produisant incontestablement les mêmes effets.

Les jeunes Caribéens livrés à l'abandon

Partageant la même histoire que leurs conscrits africains, les jeunes caribéens, rencontre des problèmes similaires, en dépit de l'éloignement entre les deux régions. Le journaliste et auteur haïtien, Philomé Robert, dans une contribution à l'ouvrage collectif « Jeunes Africains et Caribéens face à l'avenir. Entre aspirations, rêves et doutes... » [2], analyse ce qu'il appelle *Être Millennials en Haïti*, référence à une enquête parue sous le même titre, en mettant en exergue le quotidien d'une jeunesse complètement laissée à l'abandon, dans une société qui semble marcher sur la tête.

Pour lui, « De manière générale, Haïti a une culture des chiffres assez maigre. L'Institut Haïtien de Statistique et d'Informatique (IHSI) dont le travail est en tous points remarquable, a toutes les peines du monde à faire accepter des données extrêmement diverses, riches et variées couvrant nombre de secteurs de vie courante qu'il recueille pourtant dans des conditions difficiles », constate le journaliste-auteur, poursuivant : « Peut-être faut-il voir dans ce quasi-rejet du chiffre le poids de la culture orale. Peut-être faut-il y voir aussi l'amateurisme crasse des dirigeants qui ont en horreur rigueur et gouvernance obsédés qu'ils sont par leurs appétits féroces des biens publics pillés à loisir et à longueur de décennies. De leur point de vue, des données objectives constituent plus un poids qu'autre chose ». Et de préciser : « Toujours est-il que les informations les plus fiables qui permettent de parvenir à une analyse plus ou moins claire et non tronquée de certaines réalités émanent d'institutions comme les agences onusiennes (PNUD, FAO, PAM,

---

[2] Sous la direction de Jean-Célestin Edjangué, *Jeunes Africains et Caribéens face à l'avenir. Entre aspirations, rêves et doutes...* l'Harmattan, Paris, mars 2021

UNICEF, etc.), de structures transnationales (Fonds monétaire international, Banque interaméricaine de développement, Banque mondiale) ou des organisations américaine, canadienne ou française d'aide au développement publique que sont l'USAID (Agence américaine pour le développement international), l'ACDI (Agence canadienne pour le développement international) ou l'AFD (Agence française de développement) ».

Pour son analyse sur les *millennials* haïtiens, il s'est référé à l'enquête conjointe de la BID, Espacio Publico (Chili), le gouvernement du Canada et le Centre (canadien) de recherches pour le développement international (CRDI), menée dans un groupe de pays dont Haïti sur les 15-24 ans entre avril et mai 2018 dans la région métropolitaine de Port-au-Prince.

L'étude [1]porte sur le dilemme pour ces *millennials* entre le travail et les études. L'analyse de ces chiffres par des chercheurs est assez éclairante. Il en tire quelques enseignements édifiants : « 1/5ème des jeunes Haïtiens est exclu du système éducatif comme du marché du travail, toutes classes d'âge confondues, le chômage de masse tourne autour de 20 % chez les jeunes ; les inégalités de genre sont la norme et non l'exception ; les jeunes vivant hors de la région de Port-au-Prince sont beaucoup plus frappés par les problèmes d'accès à l'enseignement ou aux soins ; l'offre d'enseignement supérieur reste faible voire médiocre, les pseudo universités pullulant comme des champignons sans aucun contrôle ; le nombre de NEETs, (Not in Education, Employment or Training) [2], ceux qui ne suivent ni études ni formation est très élevé chez les jeunes filles ; le taux de prévalence VIH chez les jeunes

[1] Voir HAZAN, M., R. NOVELLA et C. ZANUSO (2018), "Aspirations, attentes et réalités de la jeunesse dans un État fragile : le cas haïtien", Papiers de recherche AFD, n° 2018-84, novembre.

[2] NEETs (en français Sans Etude, Emploi ni Formation).

haïtiens est le plus élevé au monde en dehors de l'Afrique ; le retard en anglais est criant ». En dépit ces indicateurs préoccupants, il y a fort heureusement, aussi, des motifs d'espérer. Dans cette optique, Philomé Robert ouvre deux pistes principales pour permettre aux jeunes Haïtiens de devenir acteurs et maîtres de leur destins : « la création sans délai en Haïti de ce qu'on pourrait appeler des **Chambres des savoirs**. Véritables laboratoires de prospective, extérieures au système scolaire et universitaire classique, elles auraient une vocation aussi simple que compliquée : faciliter les liens intergénérationnels grâce à une pédagogie ; **doter le Parlement jeunesse d'Haïti de pouvoirs véritables**. Là aussi, l'idée est simple : je souhaite que nos jeunes arrivent à faire leur ce slogan remontant à Mai 68 mais qui n'a jamais été autant actuel : « soyez réalistes, demandez l'impossible ». Ce parlement peut être un outil essentiel dans ce combat », exhorte-t-il. Une problématique que Philomé Robert a une nouvelle fois abordée lors d'une conférence qu'il a donnée à l'Université Nongo de Conakry, dans le cadre des 72 heures du livre en avril 2021, sous le thème : « **Haïti, une jeunesse en danger et le Covid n'y est pour rien ».** Il démontrait alors aisément que le drame de Haïti et de sa jeunesse n'était pas une conséquence de la pandémie planétaire du siècle, même si cette dernière a pu contribuer à aggraver les choses.

De fait, les jeunes de Haïti, Guadeloupe, Martinique, Ste-Lucie, Guyane ou d'autres régions ultramarines, vivent les mêmes cauchemars autant que de raisons d'espérer que leurs sœurs et frères africains et ceux d'autres régions du monde. Ils sont le produit d'une histoire négrière autant de celle de la créolité. « Autrefois, la négritude fut un catalyseur de ce rapprochement entre le continent africain et ses diasporas de la Caraïbe française. Porté par Léopold Sédar Senghor, Aimé Césaire et Léon-

Gontran Damas, ce mouvement a vécu. La créolité est aujourd'hui à la fois un pont et une barrière dans ces échanges. Mais pour être utiles à l'Afrique, ces jeunesses caribéennes doivent trouver leur place en France », soutient Louis Magloire Keumayou, journaliste, président du Club de l'Information africaine, dans le prologue de l'ouvrage collectif mentionné plus haut, avant d'insister : « Si elles deviennent une force politique, économique et sociale aussi puissante que les Africains-Américains aux États-Unis d'Amérique, ce sera à coup sûr un pari gagnant-gagnant géopolitiquement plus intéressant que toutes les nouvelles alliances dont les chefs d'État et de gouvernement d'Afrique raffolent. Ils courent le monde entier pour s'afficher collectivement aux côtés des leaders de puissances réelles ou perçues comme telles par eux ». Et de s'interroger : « Que pèserait l'Afrique si elle réussissait à assurer son intégration et son osmose avec sa sixième région ? ».

Le mal-être des jeunes Ultramarins se traduit concrètement par un besoin viscéral de quitter sa région de naissance pour aller voir ailleurs si l'herbe est plus verte, si les chances d'une vie meilleure y sont plus grandes.

Une étude publiée par l'Insee Première[1], analyse le malaise des jeunes de certaines régions caribéennes au quotidien, notamment à Mayotte, en Guyane ou encore à l'île de la Réunion. « En 2017, un tiers des natifs des Antilles, de Guyane et de Mayotte âgés de 15 à 64 ans vivent dans une autre région française, soit une part comparable à celle des régions métropolitaines les plus proches de la région parisienne. Ces populations d'outre-mer quittent leur région de naissance plus souvent que par le passé, notamment à Mayotte. Les natifs de La Réunion sont en revanche nettement moins mobiles. Les jeunes en particulier quittent davantage leur région de naissance. En

[1] n° 19853 avril 2021

effet, la poursuite des études ou la recherche d'un emploi sont les principales motivations des départs vers la France métropolitaine. Les retours se font autour de la trentaine, un peu plus tôt pour les femmes que pour les hommes. Ils sont plus précoces à Mayotte que dans les autres DOM ».

L'enquête révèle par ailleurs que l'exil des jeunes générations s'accélère avec l'obtention du baccalauréat, dans la plupart des régions. « En particulier, en 2017, 55 % des jeunes âgés de 21 à 29 ans nés à Mayotte ont quitté leur région de naissance, principalement pour poursuivre leurs études. Le centre universitaire de Mayotte n'a actuellement pas la capacité d'accueillir tous les jeunes étudiants, de plus en plus nombreux depuis le développement des infrastructures scolaires et la scolarisation de masse à partir de la fin des années 1970 (seulement 6 étudiants inscrits dans un établissement d'enseignement supérieur mahorais pour 10 bacheliers en 2018) », souligne l'étude, précisant : « Aux Antilles et en Guyane, de nombreux jeunes natifs partent également en métropole (respectivement 44 % et 37 % entre 21 et 29 ans) pour poursuivre leurs études, mais aussi pour travailler. En effet, les taux de chômage et de pauvreté sont deux à trois fois plus élevés en outre-mer. En France métropolitaine, seuls les jeunes nés en Centre-Val de Loire sont aussi nombreux à vivre hors de leur région natale. À La Réunion, les jeunes quittent bien moins fréquemment leur région de naissance : entre 21 et 29 ans, seuls un quart des natifs vivent en métropole. C'est nettement moins qu'aux Antilles, malgré une offre de formation assez semblable ; les Antillais ont un réseau ancré de plus longue date en France métropolitaine, notamment en région parisienne, ce qui peut favoriser leur mobilité. Par rapport aux jeunes Guyanais et Mahorais en revanche, les jeunes Réunionnais bénéficient de formations d'enseignement supérieur plus nombreuses et diversifiées dans leur région ». Reste que l'accès à l'emploi, conditionné au diplôme, dans une société qui fournit de moins en moins de travail, demeure le principal facteur de la cohésion sociale et un fossé entre les jeunes et le reste de la société active. « Lorsqu'ils sont diplômés du supérieur, les natifs des DOM sont logiquement mieux insérés sur le marché du travail : 83 % sont en emploi lorsqu'ils vivent hors de leur région de naissance, 73 % lorsqu'ils y sont restés ou revenus. L'écart d'accès au marché du travail entre ceux qui ont quitté leur région natale et ceux qui y sont restés ou revenus est cependant beaucoup plus faible qu'entre diplômés et non diplômés. Mayotte se distingue néanmoins : les jeunes natifs sont moins souvent en emploi, y compris lorsqu'ils vivent en métropole ou à La Réunion », note encore le document de l'Insee, martelant : « L'illettrisme en langue française constitue un frein : 73 % des jeunes Mahorais de 17 ans lisent difficilement en français, en 2019, contre 30 % aux Antilles et à La Réunion et 55 % en Guyane ».

Ces données corroborent les conclusions d'une note de l'Insee, publiée l'été 2020, sur l'état de la pauvreté dans les départements d'outre-mer, en tenant compte du taux de pauvreté de chacun des départements, mesuré à partir du seuil national fixé à 60 % du niveau de vie médian et non le seuil local. Il apparaît que « plus de 30 % de pauvres en Martinique et en Guadeloupe en 2017, 42 % à la Réunion, 53 % en Guyane et même 77 % à Mayotte » [1]. Habituellement, l'Insee utilisait comme référence le niveau de vie médian local au lieu du niveau de vie médian national, minimisant ainsi leur ancrage territorial national. Et le niveau de vie local étant nettement plus faible, ce mode de calcul réduisait de fait le taux de pauvreté. L'ancien mode de calcul aurait abaissé le seuil

---

[1] cf « Une pauvreté marquée dans les DOM, notamment en Guyane et à Mayotte », Insee première n° 1804, Insee, juillet 2020.

de pauvreté à 550 euros mensuels, en Guyane, une fois impôts et prestations sociales soustraits contre 1020 euros pour le seuil national, et le taux de pauvreté serait de 23 % au lieu de 53 %. Ces nouvelles données permettent surtout de mieux souligner les contrastes au niveau de ces territoires. « Alors que les plus pauvres y sont particulièrement démunis, les plus riches y vivent très bien. Ils disposent de revenus très proches de ceux de la métropole. En Martinique, le seuil d'entrée au sein des 10 % les plus riches est de 3 100 euros mensuels, supérieur même à celui de la métropole (3 010 euros) alors que les 10 % les plus pauvres touchent au mieux 630 euros mensuels contre 900 euros pour la métropole », souligne l'étude, insistant : « D'un côté, la richesse est accaparée par une minorité dont une partie vit d'une économie de rente, faiblement concurrentielle. De l'autre, la plus grande misère persiste, alimentée notamment par de très faibles niveaux de qualification et le manque d'emplois pour les jeunes. En Guadeloupe par exemple, 45 % des moins de 35 ans, 48 % des peu ou pas diplômés et 83 % des chômeurs ont un niveau de vie inférieur au seuil de pauvreté », avant de conclure, implacable : « Les niveaux de pauvreté des Dom, même revus, ne prennent pas en compte les différences du coût de la vie. Selon l'Insee, les prix sont supérieurs à la métropole de 12 % en Guyane, en Martinique et en Guadeloupe, et de 7 % à La Réunion. Ceci résulte notamment du fait du prix des denrées alimentaires qui forme une part plus importante du budget des plus pauvres. Les fonctionnaires disposent d'ailleurs d'une sur-rémunération – de 40 % par exemple dans les Antilles – pour compenser ce phénomène. Bas niveaux de vie + prix élevés : les populations survivent en se serrant la ceinture, loin des normes de consommation du continent. Par ailleurs, elles activent logiquement toutes les autres solutions de « débrouille » indispensables, de l'entraide familiale ou amicale au travail non déclaré notamment ». Un état de pauvreté qui n'est certainement pas étranger aux nombreuses révoltes et émeutes qu'enregistrent les Départements et Territoires d'outre-mer, à la moindre étincelle.

Comme le 15 novembre 2021, en Guadeloupe, à la faveur du mouvement de contestation de l'obligation vaccinale du personnel soignant et les pompiers contre le Covid-19. L'appel à la grève a été lancé par un collectif d'organisations syndicales et citoyennes réclamant une hausse des salaires, des minima sociaux avec en prime, la baisse des prix de carburants et de gaz. Des véhicules, logements et symboles de l'administration ont été incendiés. L'intervention à la télévision du Premier ministre français, Jean Castex, annonçant la mise en place d'une instance de dialogue pour « comprendre et accompagner individuellement et humainement », les professionnels concernés par cette obligation vaccinale, n'a pas vraiment fait retomber la tension. Ce d'autant plus que parallèlement, en Martinique, les forces de l'ordre essuyaient des coups de feu dont l'origine exacte peinait à être connue, même si l'on sait que les revendications sociales et anti-vaccinales de la Guadeloupe étaient suivies avec beaucoup d'attention par des populations des autres Départements et territoires d'outre-mer.

Ces évènements, en Guadeloupe, Martinique et ailleurs dans les Caraïbes, rappellent d'évidence, s'il en était encore besoin, que les leçons du passé, les crises multiformes qui minent ces régions depuis plusieurs décennies, n'ont pas été tirées, et que le sceptre de nouvelles tensions, révoltes et colères, n'est jamais bien trop loin.

En 2009, déjà, un ouvrage au titre évocateur « La crise de l'outre-mer français » interpelait bien au-delà des seules frontières ultramarines. « L'outre-mer français clame son exaspération, sa souffrance, son angoisse, et toute la France frémit, s'émeut, s'inquiète, l'air de dire " mais on ne savait pas ! " ». On ne savait rien de la crise sociale, économique, sociétale qui couvait depuis des années à la Guadeloupe, en Guyane, à la Martinique, à la Réunion, comme si les députés et sénateurs n'avaient fait remonter aucun dossier à Paris. On ne savait rien jusqu'au jour où médias nationaux et hommes politiques finissent par entendre la parole du citoyen qui revendique le droit de vivre dignement. La crise de l'outre-mer a permis à chacun de prendre conscience des inquiétudes dues à la pauvreté, au chômage, aux inégalités sociales, à la dépendance à l'égard de la métropole, et déjà on réfléchit à des solutions nouvelles à partir d'une situation définie. Et jamais l'espoir n'a été aussi grand ! Cette crise, c'est le rêve d'un mieux vivre ensemble. Ce rêve, c'est un monde où les États garantiraient la redistribution des richesses et prendraient également en compte la question de l'être, qui est porteur d'avenir », indique la note de l'éditeur, l'Harmattan. L'ouvrage collectif, production de Suzanne Draciux, professeure de lettres, poète, nouvelliste, romancière, qui a enquêté sur la Martinique, Gérard Théobald, auteur, réalisateur, pour la partie concernant la Guadeloupe, et Jean-François Samlong, docteur es-lettres et sciences, pour l'île de la Réunion, fait l'effet d'une bombe.

Pourquoi ne tient-on pas compte de ces alertes, pour rectifier le tir ? Qu'est-ce qui empêche les décideurs, les corps intermédiaires, les organisations de la société civile, les jeunes et tous les autres groupes qui composent le corps social, de se mettre autour de la table pour œuvrer dans le même sens au nom de l'intérêt supérieur de l'outre-mer et de la France ? Qui a intérêt à ce que l'outre-mer français soit un volcan permanent, prêt à s'embraser à la moindre étincelle ? Autant de questions qui méritent réponse si l'on veut contribuer à la paix civile dans ces départements et territoires français, et léguer aux jeunes générations, un avenir digne.

DEUXIÈME PARTIE

Cette séquence de notre réflexion s'attache à savoir comment les membres de notre panel d'étude ont appris l'existence de la Covid 19, par quels supports d'information ils ont eu connaissance de la pandémie pour la première fois ; quelles perceptions ils en ont eues et surtout, comment la crise sanitaire mondiale a impacté leur vie quotidienne, tant au niveau familial que sur le plan social et des activités professionnelles. Cette approche se justifie notamment du fait de la diversité des origines et profils des jeunes interrogés : européens, africains, afro-américains… étudiants, salariés, en recherche d'emploi.

Jeunesse et Covid : perceptions et impacts au quotidien

Avant tout, il semble nécessaire d'interroger les membres de notre panel sur la manière dont ils ont appris l'apparition de la Covid, par quels supports, les uns et les autres ont été informés, pour la première fois, de l'existence de la pandémie. Ce préalable est d'autant plus significatif que le support de communication, l'outil d'information, selon qu'il est jugé crédible ou pas, peut influencer la perception que l'on a eue du virus, au moins la toute première fois. Le rôle des femmes et hommes de médias, leur responsabilité quant à la manière de récolter, traiter et de diffuser la nouvelle, n'est plus à discuter. Le principe semble définitivement acquis au sein même des professionnels du secteur. Mais le défi n'en reste pas moins grand voire de taille, dans le contexte de la mondialisation et du digital, qui impose un rythme de plus en plus rapide de circulation de l'information. Une rapidité qui a nécessairement ses revers, la planète entière n'étant pas assise à la même enseigne pour ce qui concerne l'accès à l'électricité et donc aux outils numériques. L'usage de ces derniers requérant par ailleurs une formation de base. Surtout, on assiste de plus en plus à une sorte de diktat des médias sociaux, qui tendent à s'imposer comme supports incontournables de communication et d'information. L'opinion ayant tendance à faire moins confiance à certains médias plus qu'à d'autres, les nouveaux supports médiatiques rendant les médias traditionnels un peu passéistes. Cette réalité est encore plus vraie à l'heure du numérique, des réseaux sociaux et de la communication moderne, qui veut qu'en un clic, on soit en contact avec la planète entière, à condition de savoir utiliser ces outils. Une ère qui, à tort ou raison, colporte facilement une nouvelle, même fausse, avec une force et une rapidité déconcertantes, parfois avec le risque évident de la désinformation et des conséquences très souvent irréparables.

Perceptions diverses et variées

« J'ai appris la pandémie en mars 2020. C'était à la radio, quand des médias expliquaient pourquoi le tourisme a chuté. Les clients étrangers se faisant de plus en plus rares. Au boulot, le manager a aussi confirmé cela avant de licencier. Pour moi le Covid-19 est une maladie occidentale même si elle provient de la Chine. Les grands médias prédisaient le chaos en Afrique, finalement on s'en sort mieux que les pays développés pour l'instant. Dieu a protégé notre pays et notre continent. Heureusement, aujourd'hui on voit l'égoïsme de certains pays riches avec le vaccin. Si notre survie en dépendait, on mourrait par millions ici. C'est une épidémie naturelle. J'espère qu'elle rendra les occidentaux plus solidaires quand les sauterelles viennent raser les récoltes de nos paysans ou quand Ebola a tué sans trop émouvoir les mêmes laboratoires qui ont tout fait pour trouver un vaccin en si peu de temps alors que le paludisme tue infiniment plus chaque année sans émouvoir personnes ».Vanessa Kiba, une Tanzanienne, née en 1999, serveuse dans un restaurant huppé de Zanzibar, a appris l'existence de la Covid 19 par la radio. Contrairement à Sarah Robert, une Française étudiante en médecine générale en deuxième année à l'Université de médecine et de pharmacie de Cluj-Napoca, en Roumanie, MSF, français étudiant en Master 2 à l'Université Paris 6 (Pierre et Marie Curie), dans le domaine de la « Durabilité des matériaux et des structures », Gauthier, étudiant en Licence1 maths à l'Université de Caen, Ranaelle, une Camerounaise étudiante en Licence1 à la faculté de Science économique et gestion de l'Université de Yaoundé II Soa, ou encore Fedia Chaouachi, une jeune Tunisienne récemment diplômée, tous ont entendu parler pour la première fois de la Covid 19 à la télévision ou via les réseaux sociaux. D'une manière générale, les jeunes qui ont accepté de participer à cette étude[1], disent avoir appris, généralement, l'existence du coronavirus par la télévision (34 %), la radio (10 %) et surtout les réseaux sociaux (55 %). Un seul jeune, américain d'origine ivoirienne, indique avoir entendu parler de la maladie lors d'un débriefing avec les collègues au travail. Il se fait aussitôt sa conviction quant aux origines du virus. « Le Covid-19 est un virus chinois, probablement un phénomène naturel amplifié par le système fermé du Gouvernement chinois qui a dissimulé et voulu s'en servir pour tirer un avantage sur d'autres pays. Le temps montre que la Chine en fait beaucoup de business, avec ses masques et son vaccin »[2], pense Hans, américain d'origine ivoirienne. Un autre américain, d'origine

---

[1] Panel de 26 jeunes de 20 à 29 ans : 13 de sexe féminin et 13 de sexe masculin. Répartition géographique : - Europe 5(Français) dont deux étudiantes en médecine à Cluj en Roumanie, 1 à Pierre et Marie Curie et 2 à Caen. – Afrique 19(5 camerounais dont 3 filles (1 cheffe d'entreprise), 1 étudiant en informatique, 2 étudiantes en Licence 1 Sciences économiques et gestion ; 10 Guinéens (5 filles et 5 garçons, tous étudiants en Histoire à l'université de Kandia) ; 1 Rwandais enseignant à l'Université d'Addis-Abeba ; 1 Tanzanienne ; 1 Éthiopienne réceptionniste dans un hôtel 5* d'abord en chômage technique puis chômage tout court, 1 jeune diplômé tunisien ; - 2 Américains dont 1 Américano-Ivoirien Ingénieur à San Francisco et 1 Américano-Camerounais Consultant pour des Fondations dans le social et l'environnement, à Washington DC.

[2] HANS : américain d'origine ivoirienne, né en1998, vit à San Francisco, ingénieur.

camerounaise cette fois, confie avoir eu vent du virus pour la première fois « en novembre 2019, via un site Internet », mais reste préoccupé par le fait qu'il n'a pas encore livré tous ses mystères. « On ignore l'origine exacte du Covid-19 en dehors du fait qu'il provient de la Chine qui, encore aujourd'hui, fait entrave à l'enquête de l'OMS sur l'origine du virus. L'image que j'ai de cette pandémie c'est qu'elle a renversé l'essentiel des théories économiques dominantes notamment sur la dette »[3], indique Hubert, américain d'origine camerounaise. Pour sa part, Célestin Ruhuza, Rwandais résident à Addis-Abeba, en Éthiopie, où il exerce comme enseignant après ses études aux États-Unis, donne son ressenti au moment où il prend connaissance de ce qui va devenir la pandémie du siècle. « Je l'ai appris à la Télévision américaine CNN, en octobre 2019. Mais on ne pensait pas que cela devienne une catastrophe sanitaire. Étant rentré en Afrique et conscient des capacités sanitaires limitées de l'Afrique et de l'Éthiopie, je craignais que la Covid-19 soit une hécatombe en Afrique et en Éthiopie notamment. Finalement, le gouvernement éthiopien a plutôt bien géré la crise en fermant tôt ses frontières et en parvenant à convaincre son peuple du bienfondé des mesures barrières. Ce peuple est discipliné, et le résultat est encourageant au regard des États-Unis d'Amérique et de l'Europe. Chez moi au Rwanda, on s'en sert plutôt très bien jusque-là ». Célestin Ruhuza n'en demeure pas moins réservé quant au vaccin destiné à mieux contrôler le virus, en évitant de développer les formes les plus graves. Pour lui, les pays les moins nantis financièrement sont oubliés dans la distribution du vaccin, ce qui créé une situation d'inégalité : « Le vaccin, on n'y compte pas trop, les

[3] Hubert : américain d'origine camerounaise, né en 1997, vit à Washington DC, Consultant pour des fondations opérant dans le social et l'environnement.

laboratoires vendent aux riches et la population ici n'a pas les moyens. Il est vrai que l'Union africaine (UA) a commandé des doses, mais trop peu. En plus, j'ai personnellement quelques réserves sur ces vaccins ». L'argument économique est de moins en recevable face à des vaccins qui ont largement démontré leur efficacité et justifié leur adoption comme arme redoutable pour prévenir les formes les plus dangereuses de la pandémie. Pourtant, les populations africaines, vivant à l'intérieur du territoire, peinent à accepter le vaccin. Les données de l'université John Hopkins de Boston, en août 2021, tout en constatant que le taux de vaccination tend à progresser en Afrique tire des conclusions préoccupantes : « Plus de 4,5 milliards de doses de vaccin ont été injectées dans le monde. Mais l'accès aux vaccins reste très inégalitaire. Les pays d'Amérique du Nord et d'Europe de l'Ouest affichent des taux de vaccination de leur population supérieur à 50 %. Les pays du Sud et les pays africains de leur côté peinent à vacciner leurs populations ». Car si un pays comme le Maroc avait déjà vacciné 30 % de sa population au moment de la publication de l'enquête, la Tunisie était à 12 %, l'Afrique du Sud (6,11 %), d'où est parti le variant Omicron, le Cameroun (0,24 %), le Nigéria (0,70 %), le Tchad (0,1 %), le Sénégal (2 %)… Et quand on sait que nombre des pays africains ont le vaccin et les tests gratuits, il y a lieu de se poser quelques questions… Pourquoi ces populations ne se hâtent pas, en dépit de la gratuité des tests et vaccins ? Comment expliquer qu'il y ait tant de trafics autour des tests et des pass sanitaires ou vaccinaux ? Quoi qu'il en soit, la recherche se poursuit pour trouver de nouvelles parades au moins aussi efficaces contre la Covid 19.

Ainsi, le laboratoire américain Pfizer a annoncé le 14 décembre 2021 être en phase terminale des essais cliniques menés sur plus de 2.200 personnes pour une pilule contre le coronavirus. Les premiers résultats indiqueraient une efficacité de l'ordre de 90 % pour réduire les cas graves de Covid-19, lorsque le médicament est pris rapidement après l'apparition des symptômes. Ce serait donc un deuxième traitement de ce type, après le comprimé développé par Merck, autorisé en novembre 2021 au Royaume-Uni.

Concernant la temporalité et la date à laquelle ils ont appris l'information relative au déclenchement de la pandémie, certains des jeunes disent avoir entendu parler de la Covid pour la première fois, en décembre 2019, d'autres au premier trimestre 2020. Une information qui leur est parvenue de manière relativement décalée, les jeunes vivant en Europe (France, Roumanie) et aux États-Unis, ayant été beaucoup plus rapidement informés sur l'actualité liée au coronavirus que leurs conscrits du continent africain. Ce décalage sur l'information concernant la Covid-19, va se répercuter dans l'approche des mesures préventives adoptées par les gouvernements de différents pays pour tenter d'endiguer la maladie. Nous y reviendrons. Ces jeunes, semblent pour nombre d'entre eux, n'avoir pas immédiatement perçu la gravité de la situation provoquée par la réalité de la crise sanitaire naissante. Ils ont globalement d'abord pensé que la crise sanitaire serait passagère, durerait quelques semaines, quelques mois au plus. Ce qui explique qu'ils aient, à contrario, subi pour la plupart d'entre eux, un choc traumatique plus virulent à mesure que le scénario cauchemardesque d'une crise sanitaire difficilement contrôlable se conformait. Toutes les sphères de sociabilité ayant été chamboulées, à commencer par la vie au sein de la cellule familiale et avec les cercles d'amis et connaissances, à commencer par l'école, le centre de formation ou le milieu de travail pour ceux qui exerçaient alors une activité professionnelle. « Presque personne en vie aujourd'hui n'a vécu sa jeunesse pendant une pandémie mondiale. Cette crise a servi de loupe, mettant au premier plan les problèmes sous-jacents des jeunes. J'espère sincèrement qu'elle sera la dernière crise la plus importante de votre vie », indiquait Todd Howland, Chef de Service du développement et des questions économiques du Haut-Commissariat des Nations Unies aux droits de l'homme (HCDH), lors du lancement de l'étude « Les jeunes et la Covid-19 : Impacts sur les emplois, l'éducation, les droits et le bien-être mental » [1]. L'étude révèle entre autres que « les jeunes femmes, les plus jeunes et les jeunes des pays en développement et à faible revenu ont été particulièrement touchés par la pandémie », et que « les répercussions des mesures strictes de confinement dans de nombreux pays ont eu un impact significatif sur l'accès des jeunes à leurs droits, d'autant plus que la liberté de circulation a été restreinte partout dans le monde ». Bien plus graves, les conséquences de la pandémie sur la vie quotidienne, les bouleversements enregistrés notamment par les jeunes générations dans toutes les sphères de sociabilité, particulièrement.

Éducation et emploi

« J'ai eu énormément de problèmes au niveau des aéroports. Pour rentrer en France, j'ai dû traverser 4 aéroports différents et quand j'ai voulu retourner en Roumanie j'ai failli me retrouver mise en quarantaine à l'hôpital. J'ai failli rester bloquée en Roumanie parce que les compagnies aériennes annulaient toutes leurs vols. J'ai eu beaucoup de mal au début à m'adapter au système de

[1] Etude réalisée à l'échelle mondiale en avril et mai 2020 par le HCDH, en collaboration avec l'Organisation internationale du Travail (OIT) et d'autres partenaires, avec 12 000 jeunes âgés de 18 à 29 ans, de 112 pays

cours à distance ». Au moment de l'enquête, Sarah Robert, étudiante en 2è année de Médecine à l'Université de Cluj, en Roumanie, racontait avec émotion et lucidité, les désagréments provoqués par l'apparition du coronavirus dans sa sphère quotidienne de vie. Elle qui doit souvent prendre l'avion pour suivre ses cours dans cet ancien pays satellite de l'ex-Union soviétique, ou pour rejoindre sa famille dans la région de Saint-Lô, dans la Manche, en France, a vu concrètement les bouleversements occasionnés par cette situation inédite d'insécurité sanitaire à l'échelle de la planète. Elle qui, dans un premier temps, pensait que la Covid n'était pas dangereuse, qu'elle était semblable à la Grippe A que le monde a connu en 2009-2010, découvre avec effarement l'extrême dangerosité de ce coronavirus, qui déstabilise les projets les mieux ficelés, renverse les données préalablement établies, remet en cause les certitudes les plus solidement ancrées. « Au niveau de mes études, faisant des études de médecine, je ne peux pas pratiquer comme il faut ni apprendre comme il faut. Par exemple, nous avons eu un cours de pratique sur l'utilisation du stéthoscope et du tensiomètre s'il n'y avait pas eu le Covid on aurait pris la tension à nos collègues de classe et inversement. Nous n'avons pas pu le faire, étant en distanciel, or comment on peut être médecin si on ne pratique pas... ». Et comme elle ne croit pas que la vaccination permette de venir au bout de la pandémie, elle considère légitimement que sa « jeunesse est sacrifiée, abandonnée », et souhaite vivement « que l'on reprenne une vie normale, que l'on puisse repartir à l'école, voyager... ». Les propos de Sarah sont corroborés par ceux de Daniel, un jeune camerounais né en 2002. Étudiant en Informatique, il a souffert du contexte très particulier imposé par la Covid, alors qu'il doit suivre les cours. Pour lui, le coronavirus a eu un impact visible sur tout ce qui concerne la vie sociale, dans la sphère publique. « Nous étions obligés d'étudier en ligne. Ce qui est particulièrement pénible quand on n'en a pas l'habitude. Il a fallu s'adapter progressivement », indique-t-il. Du coup, les mesures drastiques prises par le gouvernement camerounais pour tenter d'endiguer la pandémie sont apparues « nécessaires et justifiées » à ses yeux. Mais, contrairement à ce qu'on aurait pu croire, les difficultés rencontrées du fait du contexte sanitaire mondial, semblent plutôt avoir augmenté sa motivation à continuer à penser à un avenir meilleur. « C'est au moment où j'avais le plus besoin d'argent pour payer ma pension scolaire que la Covid est apparue et, avec elle, la crise économique. Mais, cela ne me décourage pas. Bien au contraire, je voudrais tout faire pour que le secteur informatique soit amélioré dans mon pays, afin d'éviter tout blocage ou autre problème lié au confinement ». Mariame Camara, jeune Guinéenne née à Conakry et étudiante en histoire à Foulayah à Kindia, pour qui la crise sanitaire planétaire a percuté tous les aspects de la vie quotidienne, depuis l'ambiance familiale jusqu'au milieu universitaire en passant par les relations entre amis et les lieux publics de sociabilité. Et si elle considère, comme 99 % des autres panélistes qui ont répondu au questionnaire de cette étude, que la mise à disposition de vaccins est une lueur d'espoir pour mieux contrôler l'évolution du fléau, elle ne pense pas que l'avenir des jeunes générations, soit complètement obstrué, même si elle considère avec ses conscrits que leur « jeunesse est désenchantée ». Un désenchantement que semble ressentir encore plus douloureusement sa compatriote Mariame Keita, en 2è année de Licence d'histoire à Foulayah : « Nos établissements ont été fermés, nos activités culturelles en arrêt, les apprentissages au ralenti… Et pour couronner le tout, il n'y a pas d'emplois pour les jeunes ».

En dépit de ce constat, Mlle Keita pense qu'il faut continuer à suivre ses rêves : « Si nous arrêtons de suivre nos formations, nos activités économiques, nous n'aurons plus d'avenir. Il faut donc sans cesse se réinventer face à cette nouvelle réalité, avec l'espoir secret que l'avenir sera nettement meilleur pour les jeunes que nous sommes », conclut-elle.

Les conséquences de la Covid, dans la vie quotidienne, pour nombre de jeunes, sont particulièrement visibles sur l'éducation et l'emploi. Ce qui constitue de fait une menace grave sur l'avenir des jeunes générations. En avril 2020, en plein premier confinement, *Lemonde.fr* sonne l'alerte. « Si les jeunes sont les moins touchés par la pandémie, ils sont en première ligne de la crise économique. Ils sont particulièrement employés par les entreprises qui ont dû fermer à cause du confinement : restaurants, commerces, centres de loisirs… Au Royaume-Uni, par exemple, 30 % des employés de moins de 25 ans travaillent dans ces secteurs, contre seulement 13 % des plus de 25 ans, selon l'Institute for Fiscal Studies (IFS), un centre d'études économiques. En France, la situation est similaire », note le journal dans une publication qui fait la relation entre les jeunes et les conséquences économiques de la Covid. « Les jeunes sont les premiers et les plus touchés par les effets de la récession », titre le journal, expliquant : « Les secteurs très affectés par les mesures de confinement sont aussi ceux qui emploient beaucoup de 18-25 ans. Les étudiants récemment diplômés vont également en pâtir ». L'étude est particulièrement éclairante sur la différence d'impact avec la crise financière de 2008, précisant que « les moins qualifiés, les bas salaires et les jeunes ont été très affectés par les effets de la pandémie ». Sur la base de cette comparaison, l'analyse anticipe de graves difficultés pour les jeunes qui doivent arriver sur le marché du travail, dans un contexte délicat, où le confinement et le télétravail sont les règles, pendant que la présence sur site ou dans les bureaux est considérée comme une exception.

Dans cette optique, les Contrats à durée déterminée auront plus de mal à être reconduits, les entreprises ne le jugeant pas nécessaire. « *La première forme de régulation de l'entreprise en période de crise est le non-renouvellement des CDD et des contrats d'intérim : or, les jeunes sont massivement représentés sur ces postes* », explique Camille Landais, de la London Scholl of Economics, rappelant que la crise financière de 2008-2009 avait déjà provoqué une hausse d'environ 50 % du taux de chômage des 15-24 ans, atteignant un niveau record de 26,2 % fin 2012. Une paupérisation qui semble enlever toute dignité à un groupe social qui n'a plus honte de pousser les portes des restaurants du cœur ou de la banque alimentaire et autres organismes de charité et d'entraide pour trouver de quoi se remplir la panse. C'est encore la presse en ligne qui fait écho de cette réalité, sur fond de structures d'accueil qui débordent. *« La nef de St Margaret the Queen est désormais barrée d'étagères remplies à ras bord de produits alimentaires. Depuis le début du confinement au Royaume-Uni, cette église du sud de Londres est utilisée par cinq banques alimentaires du voisinage comme un immense hangar où rassembler les dons et les collectes. Des céréales, des paquets de soupe, des boîtes de haricots rouges, du papier toilette, du thé, des barres de chocolat... Une dizaine de volontaires s'activent à préparer les colis, qui doivent permettre à leurs bénéficiaires de tenir trois jours »*[1], rapporte l'article, par la voix de Mme Alison Inglis-Jones, membre du Conseil d'administration. Jamais la demande n'a été aussi forte. *« La semaine dernière, on a servi 700 personnes. Plus du triple du niveau habituel »*,

---

[1] *lemonde.fr* du 21 avril 2020

explique Alison Inglis-Jones, membre du conseil d'administration de la banque alimentaire de Norwood et Brixton, qui fait partie de l'association Trussell Trust. Au Royaume-Uni, la pandémie et le confinement ont soudain provoqué le basculement de nombreuses familles qui étaient déjà au bord de la pauvreté. *« On a vu arriver beaucoup de personnes qui travaillent à leur compte, dont les revenus se sont arrêtés d'un coup,* explique Mme Inglis-Jones. *J'ai rencontré une femme qui organise de l'événementiel, d'autres qui sont dans le théâtre... ».*

L'enquête publiée par le HCDH, quelques mois seulement après l'apparition du coronavirus, en Chine, à la fin de l'année 2019, indique que « la pandémie a eu des « effets dévastateurs » sur l'éducation et la formation des jeunes. Plus de 70 % des jeunes qui étudient ont été affectés par la fermeture d'écoles, d'universités et de centres de formation, et environ 65 % des jeunes déclarent avoir moins appris depuis le début de la pandémie », précisant : « Les jeunes travailleurs ont également ressenti le lourd tribut de la COVID-19 sur le secteur de l'emploi : un employé sur six avant la pandémie a cessé de travailler ; et pour ceux qui restent employés, les heures de travail ont diminué en moyenne de 23 %. Quelque 41 % des jeunes ont vu leurs revenus diminuer. Les répercussions sont plus graves parmi les groupes d'âge plus jeunes, près d'un quart des jeunes âgés de 18 à 24 ans ayant déclaré avoir cessé de travailler ». Les effets psychologiques de la pandémie sont tout aussi profonds. « Près d'une personne sur cinq souffre probablement d'anxiété ou de dépression, les niveaux de bien-être mental les plus bas étant enregistrés chez les jeunes femmes et les jeunes de 18 à 24 ans », déplore encore le document. Pour tenter d'atténuer les effets de cette réalité dramatique, l'enquête suggère notamment une meilleure prise en compte de la parole des jeunes pour non seulement leur redonner confiance en eux-mêmes et leur permettre de croire à nouveau en leurs rêves tout en s'investissant davantage dans l'action sociale, sachant que selon la même étude 31 % d'entre eux sont engagés dans le bénévolat et 27 % ont fait des dons pour faire face à la pandémie. « Afin d'amplifier les paroles et les actions des jeunes, l'étude plaide en faveur d'investissements « urgents, ciblés et plus intelligents » dans des emplois décents pour les jeunes, dans la protection des droits fondamentaux des jeunes, dans des programmes d'emploi et de formation, dans la protection sociale et les allocations de chômage, et dans le renforcement des services de santé mentale ». M. Howland, Chef de Service du développement et des questions économiques du HCDH a affirmé que la voix des jeunes était indispensable et a exhorté les jeunes à défendre leurs droits et à demander aux décideurs de veiller à ce que leurs droits de l'homme soient prioritaires dans le processus de rétablissement face à la pandémie, et par la suite. « Ne vous sous-estimez pas », a-t-il indiqué. « Vous avez un rôle à jouer non seulement à l'avenir, mais aussi dans le présent, et vous avez le droit d'influencer les décisions qui affectent votre vie. » Ces bonnes intentions sont partagées par tous. Mais, depuis plusieurs années, elles ne produisent pas les résultats escomptés, les différents discours sur les jeunes étant rarement traduits en actes. À ces conséquences visibles sur les différentes activités nécessaires pour donner du sens à la vie quotidienne et donc indispensable à leur épanouissement, il faut ajouter la solitude et la tentation difficilement remédiable, pour ceux parmi les jeunes les plus fragiles psychologiquement, de se couper du reste du monde, de se réfugier dans la solitude.

Santé mentale et suicide

C'est en tout cas ce que démontre l'étude *Solitude 2021* de la Fondation de France, effectuée par le Crédoc, sous l'appellation « Conditions de vie et aspiration des Français », réalisée en ligne auprès d'un échantillon de 3 328 personnes âgées de 15 ans et plus, entre le 22 décembre 2020 et le 16 janvier 2021. L'étude intègre par ailleurs des données recueillies par le Crédoc entre décembre 2019 et janvier 2020, soit peu avant le début de la pandémie. Principal enseignement de l'enquête : « En France, une personne sur quatre est isolée ». Explication : « Le contexte de distanciation sociale destiné à limiter l'épidémie de Covid-19 a fortement affecté la qualité et la fréquence des liens sociaux : moins de possibilités de trouver un soutien en cas de difficultés, effets négatifs sur la cohésion sociale, numérisation des liens sociaux qui renforce l'isolement des personnes déjà isolées, généralement peu connectées… », affirme le document, qui donne des chiffres éclairants sur la manière dont la Covid a abattu en plein vol, les aspirations, rêves et ambitions de nombre des jeunes générations davantage exposées à cette réalité. « 54 % des personnes sont isolées ou n'ont qu'un seul réseau de sociabilité ; 4 % de la population en France est en situation d'isolement relationnel, ce qui représente une augmentation de 10 points par rapport à janvier 2020, en raison des restrictions sanitaires notamment ; 30 % n'a plus qu'un seul réseau de sociabilité, ce qui les rend très vulnérables », s'alarme l'étude, qui confirme que la jeunesse française, celle dont le président Emmanuel Macron reconnaissait volontiers « qu'il est difficile d'être jeune en 2021 », est la frange de la population qui subit le plus les impacts néfastes de la crise sanitaire planétaire : « La pandémie s'est traduite par une réduction des réseaux relationnels des jeunes, ce qui a renforcé chez eux le sentiment de solitude : 33 % des jeunes expriment un sentiment de solitude contre 14 % chez les 60 ans et plus. Ce ressenti a augmenté de 5 points en un an alors qu'il reste stable pour le reste de la population (21 %). », constate encore amèrement la Fondation de France, soulignant que ces chiffres ont doublé en un an, pour un groupe social qui, dans une situation ordinaire, ne penserait pas vraiment à vivre dans l'isolement. Pire, « 21 % des 15-30 ans sont en situation d'isolement (+ 9 points en un an) et seuls 46 % ont maintenu des contacts réguliers avec leur famille ou leurs amis. Les jeunes ont diminué leurs contacts avec tous leurs réseaux : amical (- 17 points entre 2020 et 2021) ; familial (- 14 points) ; associatif (- 4 points) ; professionnel (- 3 points). Seuls les contacts de voisinage ont connu une croissance : + 4 points », révèle l'étude. Un état de fait qui va de pair avec un sentiment exacerbé d'abandon, d'oisiveté ou encore de ne servir à rien, à une période de la vie où l'énergie débordante, l'enthousiasme et l'insouciance, caractérisent généralement le quotidien des jeunes.

C'est particulièrement vrai pour les jeunes Africains déjà victimes d'un environnement socioéconomique généralement difficile, et qui doivent en plus faire avec la situation créée par la crise sanitaire de la pandémie à coronavirus, depuis le premier trimestre 2019. Dans la livraison du 20 octobre 2021, le journal en ligne de *nature Africa*, consacre une page entière au drame de la santé mentale de la jeunesse africaine. Sous le titre « Le lourd fardeau de la santé mentale des jeunes en Afrique », l'article évoque « une étude qui a révélé une forte incidence des troubles mentaux et des symptômes de santé mentale chez les adolescents de 16 pays d'Afrique subsaharienne, avec une charge plus importante que dans les pays à revenu élevé. L'étude, publiée dans PLOS ONE, estime que 10 à 20 % des enfants et des adolescents dans le monde connaissent des problèmes de santé mentale. L'étude systématique la plus récente, axée sur l'Afrique subsaharienne, indique qu'un enfant ou un adolescent sur sept est confronté à des difficultés psychologiques importantes et que près de 10 % d'entre eux répondent aux critères d'un diagnostic psychiatrique ». L'enquête s'appuie sur les conclusions de 37 études publiées entre 2008 et 2020, portant sur un échantillonnage de 97 616 adolescents, et indique des prévalences suivantes : « dépression (26, 9 %), troubles anxieux (29,8 %), problèmes émotionnels et comportementaux (40,8 %), SSPT dans une étude (21, 5 %) et pensées suicidaires (20,8 %) ». S'il n'est pas certain de lier la totalité de ces chiffres à la crise sanitaire mondiale du coronavirus, la majorité des données ayant été recueillies et analysées bien avant l'apparition de la Covid-19, il est à peu près acquis que les conséquences de cette crise n'ont pas aidé les choses à s'améliorer. Le continent africain n'étant pas suffisamment doté de moyens nécessaires pour relever le défi que représentent les besoins en santé mentale des populations. C'est ce que pense Victor Ugo, fondateur de "Mentally Aware Nigeria Initiative", l'un des plus grands réseaux de santé mentale des jeunes dirigés par des utilisateurs en Afrique, pour qui « les besoins en matière de santé mentale ne sont pas suffisamment pris en compte au Nigeria. Il existe une loi archaïque sur la santé mentale datant d'avant l'indépendance, appelée "lunacy act", qui entérine en quelque sorte les violations rampantes des droits de l'homme dont sont victimes les personnes souffrant de troubles mentaux, et la très faible connaissance de la santé mentale de la part majorité de la population. Il y a un manque de volonté politique et d'engagement de la part des décideurs, ce qui entraîne un manque de financement pour les programmes, le renforcement des capacités et la recherche." Il insiste :

« La stigmatisation, au Nigeria et dans la plupart des pays d'Afrique, est l'un des principaux obstacles qui empêchent les gens d'obtenir le soutien dont ils ont besoin ». Même analyse chez Claire van der Westhuizen, du Centre Alan J Flisher pour la Santé Mentale Publique de l'Université du Cap, en Afrique du Sud, qui note que l'article met en évidence la rareté des données sur la santé mentale des adolescents en Afrique subsaharienne et leur couverture géographique limitée, 16 pays représentés et, sur les 37 études incluses, seulement cinq représentatives au niveau national. Pour elle, il ne fait aucun doute qu'il existe une forte prévalence des problèmes de santé mentale chez les adolescents, en Afrique subsaharienne et que la pandémie de COVID-19 constitue un facteur de stress supplémentaire pour le bien-être émotionnel et mental des jeunes. « Nous savons qu'environ 50 % des troubles mentaux se manifestent avant l'âge de 14 ans et 75 % avant 25 ans", ajoute-t-elle. "Il est essentiel d'investir dès maintenant dans la santé mentale des adolescents afin d'améliorer leur santé, de leur donner les meilleures chances d'avoir une trajectoire de vie saine et de jeter les bases d'une nouvelle génération d'enfants en bonne santé », conclut Claire Van der Westhuizen. Les auteurs de l'étude recommandent vivement que des actions menées dans les établissements scolaires, centres de santé et les communautés pour répondre aux enjeux de soins de santé mentale des enfants et adolescents, pour que la santé mentale fasse partie intégrante des programmes liés à l'autonomisation des communautés, à la réduction de la pauvreté, la prévention du VIH/Sida ainsi qu'à la santé reproductive et sexuelle.

À l'échelle mondiale, les effets de la Covid sur la santé mentale des enfants et des jeunes pourraient être encore plus longuement redoutables. C'est ce que montre un rapport du Fonds des Nations Unies pour l'Enfance

(UNICEF), publié le 5 octobre 2021, sous le titre « La situation des enfants dans le monde 2021 ; dans ma tête ; promouvoir, protéger et prendre en charge la santé mentale des enfants ». Indiquant que les troubles mentaux des enfants et des jeunes existaient bien avant la crise sanitaire planétaire sans qu'aucun investissement de poids n'ait été alloué pour y remédier, le document souligne : « Selon les estimations mondiales disponibles les plus récentes, plus d'un adolescent sur sept âgé de 10 à 19 ans vivrait avec un trouble mental diagnostiqué. Près de 46.000 adolescents se suicident chaque année, ce qui en fait l'une des cinq principales causes de décès pour cette tranche d'âge. Parallèlement, des écarts significatifs persistent entre les besoins en matière de santé mentale et les financements consacrés à cette problématique. D'après le rapport, seuls 2 % environ des budgets publics alloués à la santé sont affectés à la santé mentale dans le monde. » Les mesures restrictives ont particulièrement impacté le quotidien des enfants. « Les 18 mois qui viennent de s'écouler ont été très longs pour nous tous, mais surtout pour les enfants. En raison des confinements nationaux et des restrictions de déplacements liées à la pandémie, les enfants ont perdu un temps précieux, en passant des années loin de leur famille, de leurs amis et des salles de classe, sans pouvoir se consacrer à des activités extrascolaires. Ils ont ainsi été privés de certains aspects pourtant essentiels de l'enfance », explique Henrietta Flore, Directrice exécutive de l'UNICEF, insistant : « Les conséquences de la pandémie sont considérables, et il ne s'agit là que de la partie émergée de l'iceberg. Avant même qu'elle ne survienne, bien trop d'enfants souffrant de problèmes de santé mentale n'étaient pas pris en charge. Les investissements consentis par les gouvernements pour répondre à ces besoins cruciaux sont trop faibles. Les liens entre la santé mentale et la qualité de vie à long terme ne sont pas suffisamment reconnus ». Des propos confirmés par l'étude de l'UNICEF et Gallup auprès des 15-25 ans et selon laquelle « Un jeune sur cinq âgé de 15 à 24 ans interrogés a déclaré se sentir souvent déprimé ou désintéressé ». Par ailleurs, note le rapport, « Alors que la pandémie de Covid-19 approche de sa troisième année, ses conséquences continuent de peser lourdement sur la santé mentale et le bien-être des enfants et des jeunes. Les données disponibles les plus récentes de l'UNICEF indiquent qu'au moins un enfant sur sept dans le monde a été directement touché par des mesures de confinement et que plus de 1,6 milliard d'enfants ont vu leur éducation négativement affectée.

La perturbation du quotidien, de l'éducation, des activités récréatives ainsi que les préoccupations liées aux revenus et à la santé de la famille ont généré chez de nombreux jeunes un sentiment de peur, de colère et d'inquiétude pour l'avenir. Par exemple, une enquête en ligne menée en Chine début 2020, citée dans le rapport « La situation des enfants dans le monde 2021», souligne qu'environ un tiers des personnes interrogées ont déclaré ressentir de la peur ou de l'anxiété ». Constat qui a conduit les auteurs du document à interpeller les États et gouvernements, en exigeant d'eux et des partenaires des secteurs public et privé à s'engager pour promouvoir la santé mentale de tous les enfants, de tous les adolescents et de toutes les personnes s'occupant d'enfants. L'enquête demande par ailleurs de manière urgente, de protéger ceux qui ont besoin d'aide, et d'assister les plus vulnérables, par des mesures concrètes : « Investir de toute urgence dans la santé mentale des enfants et des adolescents dans tous les secteurs, et pas seulement celui de la santé, afin de soutenir une approche de la prévention, de la promotion et des soins qui mobilise l'ensemble de la société. Intégrer et déployer à grande échelle des interventions fondées sur des données probantes dans les secteurs de la santé, de l'éducation et de la protection sociale, notamment des programmes d'éducation parentale qui promeuvent des soins réactifs et bienveillants et soutiennent la santé mentale des parents et des personnes s'occupant d'enfants ; et veiller à ce que les écoles soutiennent la santé mentale des élèves en offrant des services de qualité et favorisant l'établissement de relations positives. Briser le silence qui entoure la maladie mentale, en éliminant la stigmatisation et en favorisant une meilleure compréhension de la santé mentale, ainsi qu'en prenant en compte le vécu des enfants et des jeunes. » Des recommandations qui semblent traduire la volonté politique de l'UNICEF, de faire de la santé mentale des enfants et des adolescents du monde entier une priorité absolue, en témoigne la conclusion de la Directrice exécutive de l'institution. « La santé mentale fait partie intégrante de la santé physique. Nous ne pouvons pas continuer à la considérer autrement. Nous avons trop longtemps négligé, tant dans les pays riches que dans les pays pauvres, l'importance de comprendre cet enjeu et d'investir suffisamment dans ce domaine, alors même qu'il joue un rôle crucial dans la pleine réalisation du potentiel de chaque enfant. Cela doit changer », déclare Henrietta Flore. Au mois de septembre 2021, déjà, le Secrétaire général de l'ONU, Antonio Guterres, appelait à intégrer la santé mentale dans l'action de l'institution. « La vulnérabilité et les problèmes de santé mentale font partie de notre expérience humaine collective et doivent être traités aussi sérieusement que les problèmes de santé physique, y compris pendant une pandémie mondiale », indiqua-t-il, lors d'une manifestation de haut niveau sur la question, au siège de l'institution à New York, affirmant que « La vulnérabilité et les problèmes de santé mentale font partie de notre expérience humaine collective et doivent être traités aussi sérieusement que les problèmes de santé physique, y compris pendant une pandémie mondiale », convaincu que la consolidation de la paix, la santé mentale et le soutien psychosocial sont profondément liés. Il n'est donc pas étonnant que le patron de l'ONU se félicite des initiatives prises par le groupe de référence sur la santé mentale et le soutien psychosocial du Comité permanent inter-organisations « pour avoir élaboré un large éventail de ressources pendant la pandémie, dont certaines ont été traduites dans plus de 140 langues ». Fragilité mentale et psychologique, détresse, angoisse chez les jeunes générations s'accompagnent parfois des idées suicidaires. Le phénomène est particulièrement vrai en France, où, une enquête de S.0.S Amitié, publiée lors de la journée mondiale de la prévention du suicide, le 10 septembre 2021, révèle que le nombre de personnes souffrant de solitude ou ayant des pensées suicidaires, en France, a augmenté en 2020 par rapport à 2019, crise sanitaire de la Covid-19 oblige. Le document souligne que les jeunes en sont particulièrement victimes. Ce 11è Observatoire des souffrances psychiques de S.O.S Amitié, réalisé à partir des données récoltées en mars et mai 2020, soit lors des deux premiers confinements liés à la Covid-19, confirme que la crise sanitaire a aggravé les situations d'isolement et de détresse. « Au total, elle a répondu à 102 644 appels du 15 mars au 10 mai 2020, contre 77 722 sur la même période en 2019 ». En terme de pourcentage, ce sont 32 % d'appels supplémentaires enregistrés par les bénévoles de l'association, qui reconnait que la pandémie "a provoqué beaucoup de solitude, d'angoisses, de détresse et de souffrances inhabituelles, qui ont contribué à augmenter le nombre d'appels". Parfois, cette détresse et souffrances inhabituelles poussent à l'irréparable. Le même document de S.O.S. Amitié, indique que le suicide a fait un grand bon avant, lors des deux premiers confinements en France, particulièrement chez les jeunes. « 30 % des jeunes de moins de 25 ans qui ont appelé un bénévole avaient des pensées suicidaires », note l'association qui rappelle que « le suicide est l'une des principales causes de décès chez les 15-29 ans (la quatrième après les accidents de la route, la tuberculose et la violence interpersonnelle selon l'Organisation mondiale de la santé) ». L'association précise par ailleurs que plus de la moitié des personnes entendues par ses équipes, en 2020, avaient moins de 45 ans. « Et parmi celles évoquant des pensées suicidaires, il y a une grande proportion de jeunes de moins de 25 ans (58 % par chat contre 46 % en 2019, 69 % par mail contre 40 % en 2019 et 26 % par téléphone contre 38 % en 2019) ». Mais, le nombre insuffisant de bénévoles, pendant la même période, n'a pas permis à S.O.S. Amitié de répondre à tous les appels : « Sur 2,8 millions d'appels reçus en 2020, seulement 600 000 ont pu aboutir, faute de personnes pour tendre l'oreille », se désole l'association.

La situation n'est guère meilleure aux États-Unis, où, le nombre de suicides chez les jeunes filles adolescentes a doublé durant la crise du Covid. « Les visites aux urgences pour des tentatives de suicide avaient d'abord diminué pour les 12-25 ans en mars et avril 2020, au début des premières mesures de confinement aux États-Unis. Mais à partir de mai, les chiffres ont augmenté », rapporte le site d'information slate.fr., dans sa livraison du 14 juin 2021, citant une étude du Centers for Disease Control and Prevention (CDC). L'article poursuit : « Ainsi, chez les 18-25 ans, le nombre de visites aux urgences pour des tentatives de suicide présumées a d'abord baissé de 16,8 % au printemps 2020, avant de repartir à la hausse et d'être finalement plus élevé qu'en 2019. Mais l'évolution la plus inquiétante concerne les jeunes filles entre 12 et 17 ans, rapporte le New York Post. Le nombre moyen de visites aux urgences, sur une période d'un mois au cours de l'été 2020, était 26,2 % plus élevé qu'à la même époque en 2019. À l'hiver 2021, les visites pour des tentatives de suicide présumées avaient bondi de 50,6 %. L'écart avec les garçons est très marqué : chez eux, le nombre de visites a augmenté de 3,7 % ». Quant à l'explication de cette différence entre filles et garçons, le Dr Neha Chaudhary, pédopsychiatre au Massachusetts General Hospital et à Harvard Medical School, pense que « Les femmes sont plus susceptibles de signaler une tentative de suicide ou des actes d'auto-mutilation que les hommes ».

La pandémie du coronavirus a donc chamboulé la vie quotidienne en général, et celle des jeunes de moins de 30 ans, en particulier, avec des conséquences dramatiques sur la santé mentale des principaux concernés, la fermeture de manière plus ou moins longue des lieux de sociabilité, la désorganisation des projets personnels, la perturbation des cercles familiaux et amicaux, la perte d'estime de soi... Cette crise sanitaire a surtout causé des chocs traumatiques et mentaux liés à la perte d'un être cher, d'une activité rémunérée, un emploi, un stage, une formation ou encore l'incertitude par rapport aux études. Mais, nous allons le voir, la crise du coronavirus a aussi, paradoxalement, démontré la volonté et la détermination d'une jeunesse qui, en dépit des hauts et des bas, du fait d'un quotidien imprévisible, continue à croire en l'avenir, quitte à se réinventer dans la vie de tous les jours.

aux urgences, sur une période d'un mois au cours de l'été 2020, soit 26,2 % de plus que durant la même époque en 2019. À l'hiver 2021, les entrées pour des tentatives de suicide [illegible] de 50,6 % [illegible]. [illegible] est comparable [illegible] le nombre de visites a augmenté de [illegible] %. Quant à l'explication de cette différence entre filles et garçons, le Dr [illegible], [illegible] au Massachusetts General Hospital et à Harvard Medical School, pense que « Les femmes sont plus susceptibles de développer une tendance de suicide ou des tentatives d'automutilation que les hommes ».

La pandémie du coronavirus a tout chamboulé dans la vie quotidienne [illegible] des jeunes, depuis des mois de [illegible] en confinement, avec des conséquences dramatiques sur la santé mentale des jeunes particulièrement [illegible] de manière plus [illegible] dans [illegible] de [illegible] la communication [illegible] la [illegible] de [illegible]. Cette [illegible] a surtout [illegible] des [illegible] d'un [illegible] d'une activité [illegible], un emploi, en [illegible] formation ou encore l'incertitude par rapport [illegible]. Mais nous [illegible] le [illegible] démontre la volonté [illegible] de détermination d'une jeunesse qui en dépit des [illegible] et des [illegible] d'un quotidien [illegible], continue [illegible] contre vents et marées [illegible] à se réinventer [illegible] depuis les débuts.

TROISIÈME PARTIE

Il s'agit dans cette dernière partie, d'analyser comment, les jeunes générations, après avoir été secouées par la violence du choc, ont su se réinventer, trouver des stratégies et astuces pour continuer à vivre quasi normalement, et de fait, à se projeter dans un avenir qu'elles appréhendaient avec beaucoup d'optimisme.

Des jeunes résolument tournés vers l'avenir

La crise du coronavirus permet, aussi paradoxalement que cela puisse paraître, de mettre en exergue des qualités humaines exceptionnelles, soutenues par la volonté et une détermination d'une jeunesse qui, en dépit d'un quotidien imprévisible, continue à croire en l'avenir. Il est donc question, dans cette dernière partie de notre analyse, d'essayer de comprendre les raisons de cette résilience, d'une foi inébranlable en l'avenir.

Une jeunesse résiliente malgré tout

La résilience est un facteur psychologique par lequel un être humain affecté par un traumatisme, s'appuie sur l'évènement à l'origine du choc pour en faire un moteur de sa reconstruction sociale et une force pour se projeter dans l'avenir. C'est donc la capacité à affronter les tempêtes de la vie en les transformant en des temps calmes, nécessaires, pour devenir l'architecte de son propre destin. Quand on écoute leurs récits sur la manière dont ils vivent au quotidien, avec la Covid 19, la majorité des jeunes que nous avons contactés, loin d'être abattus, ont au contraire trouvé les ressources psychologiques et mentales nécessaires pour se relever après avoir titubé, avoir mis un genou à terre et même parfois être tombé. Comme un boxeur qui prend des coups, mais n'arrête pas d'avancer, parce qu'il est convaincu au plus profond de lui-même qu'au bout de ce combat il aura la victoire. Alors, en dépit de la violence des coups, des uppercuts, crochets et autres directs, il ne lâche rien. Il avance tel un forcené sur son objectif. Il ne tient plus compte de l'environnement ni de l'instant, il ne sait peut-être même plus qui est son adversaire. Il a une chose en tête, un but à atteindre : gagner son combat, avoir le bras levé à l'issue de la décision finale du juge arbitre.

« La crise sanitaire du coronavirus a bridé mon avenir. Elle a affecté mes études et mon projet de vie. Mais, elle a aussi été une formidable occasion de travailler sa créativité, son inventivité, pour m'adapter au mieux et continuer à regarder vers l'avenir. La redécouverte du travail en ligne, des cours en distanciel, a permis d'atténuer le choc provoqué par la soudaineté avec laquelle la Covid a changé la face du monde ». Aïcha Diakité, une autre guinéenne, elle aussi en 2è année de licence d'histoire à l'université de Kindia, est comme l'écrasante majorité des jeunes qui ont répondu au questionnaire de notre étude. Elle a parfois plié sous la violence de la Covid, mais elle n'a jamais rompu. Et en dépit des différents *variants*, les mutations du virus, elle a choisi de rester résolument optimiste, surtout depuis la découverte des vaccins. Cette volonté de rester debout, de continuer à entretenir l'espoir des lendemains qui chantent, transpire également dans l'analyse que fait de la situation, Vanessa la Tanzanienne. « On a eu environ trois mois de grandes restrictions ici, un *lockdown.* Cela a été très difficile, car ici les gens aiment beaucoup faire la fête, et il n'y a pas de système de protection sociale avec des filets de sécurité et des allocations comme dans les pays riches. On s'autorise moins de loisirs, mais au moins on peut sortir un de temps à autre. Le moral est assez optimiste, car avec la réouverture des frontières, les touristes occidentaux reviennent au programme, mais très lentement. Ceci étant, on lorgne à droite et à gauche au cas où il faudrait rebondir dans une nouvelle activité, ici ou dans la capitale économique, à Dar Es-Salaam. Le vaccin, on n'y compte pas, il y a des doutes sur leur efficacité et trop d'inconnus. On verra. La priorité est au quotidien, depuis l'apparition de cette maladie de la survie. Le gouvernement insiste ces derniers temps sur la nécessité de continuer à travailler et à recourir aux traitements naturels ». Au nom de la résilience, certains n'ont pas hésité à embrasser une activité différente de celle qu'ils occupaient avant la Covid. Ainsi en est-il de Belaynesh, une Ethiopienne alors âgée de 29 ans, réceptionniste dans un hôtel 5 étoiles Addis-Abeba, et qui s'est subitement retrouvée en chômage technique puis en chômage tout court. « J'ai appris l'existence de cette maladie en décembre 2019. Par les réseaux sociaux. Je comprends que cette maladie était supposée ravager l'Afrique, mais que c'est finalement les pays riches qui en pâtissent le plus. Il se pourrait que la Chine ait fait des mauvaises manipulations dans ses laboratoires. J'en ai perdu mon boulot et suis au chômage, c'est très dur. Je me suis mise à faire un petit commerce avec l'aide de ma famille. Mais ma situation personnelle est matériellement plus difficile, car je gagnais plus avant d'être au chômage, avec une prévisibilité que ma nouvelle activité indépendante n'offre pas », souligne-t-elle, avant d'ajouter : « Je ne vais pas me plaindre de la situation personnelle, même si j'ai eu une baisse passagère de consultations avant que tout ne redevienne normal ; d'autres s'en sortent tellement moins bien. On épargne plus, je fais attention aux dépenses évitables, non nécessaires ou non urgentes. Les projets d'avenir attendront encore. J'espère une accalmie d'ici la fin de l'année avec le package de la nouvelle administration et son engagement social et environnemental. Il y a quand même eu beaucoup de casses en 2020, beaucoup de pertes sèches. Mais l'économie numérique en a été boostée. C'est un secteur d'avenir pour qui veut se réorienter ». Elle a tellement raison, Belaynesh. L'économie numérique, dans tous ses démembrements, au même titre que la transition écologique et le traitement des déchets, la création artistique et artisanale, l'innovation technologique, l'alimentation, le commerce ou encore la solidarité et l'investissement humain… sont autant de domaines à explorer dans cette période de contraintes liées au Covid et même au-delà.

Un reportage que j'ai réalisé, en janvier 2021, auprès des étudiants africains de la diaspora vivant dans l'hexagone, pour le compte du quotidien camerounais indépendant, *Le Messager*, dont j'anime, depuis 2018, une page hebdomadaire consacrée aux diasporas africaines, ne laissait aucune place au doute quant à la situation de cette jeunesse confrontée durement au choc du coronavirus et préfigurait, dans l'ensemble, les propos du panel qui a participé à notre enquête. « *Je suis dans l'obligation de suivre mes cours à domicile et de ce fait d'être sur les écrans en permanence, ce qui est difficile à supporter parfois. Je suis également très active et ne pas pouvoir bouger m'a fait "déprimer" durant une bonne partie du deuxième confinement* ». Divine Nlandu, originaire de la RD Congo, étudiante en 2è année de Langues Littérature et Civilisation étrangère, à Paris, racontait ainsi son quotidien, qui ressemble à s'y méprendre à une vraie galère depuis l'apparition de la Covid en France. Sa conscrite, Karmela Akoghe, gabonaise, étudiante en Master 2 Ressources humaines spécialisation droit social et Administration du personnel semble, au contraire, avoir su se réinventer dans le contexte de la pandémie du siècle. « *La Covid a effectivement eu plusieurs impacts dans mon quotidien. D'abord sur le plan psychologique, contrairement à la majorité, son impact a été positif dans la mesure où j'ai pu me recentrer sur moi-même et me retrouver. C'est vrai que la routine métro boulot (école) et dodo m'avait vidé. L'impact de la Covid a vraiment été reconstructif, car elle m'a permis de me focaliser sur mon moi* », confie-t-elle, poursuivant : « *ensuite, sur le plan social, bien que nous n'ayons plus la possibilité de sortir et de profiter des uns et des autres, mais grâce aux réseaux sociaux, j'ai pu retrouver cette relation avec mes proches qui jadis était compliquée à gérer du fait de mon planning assez chargé. Étant à la base très casanière, la Covid m'a permis donc d'avoir une fois de plus du temps pour moi et pour mes proches. Toutefois, la présence physique reste meilleure* », soutient-elle. Avant d'insister : « *enfin, sur le plan économique, je pense que nous tous avons été touchés et pas seulement les gouvernements. En effet, étant étudiante en alternance, j'ai perdu mon entreprise d'accueil. Ce qui signifie beaucoup d'impact surtout financier. Sans autre source de revenus, pour des étudiants et qui plus est, étrangers, ce fut difficile à gérer. En outre des aides familiales que l'on peut recevoir, il est impératif de travailler en même temps que ses études pour pouvoir s'en sortir. Mais bon on s'en sort un peu plus chaque jour à force de persévérance* ». Une réalité qui forge du caractère. « *Je suis persuadée qu'il en sortira tout de même du bon, pour ma part j'ai pu me rapprocher de ma famille bien que nous n'habitions pas ensemble et faire beaucoup de choses sur lesquelles je procrastinais depuis un temps* », note Divine, partageant ainsi l'optimisme de Karmela pour qui cette crise sanitaire aura servi de révélateur. « *J'ai retrouvé une partie de ma jeunesse grâce à l'isolement dû à la Covid* », confesse-t-elle avant d'insister sur la responsabilité de chacun et de tous pour vaincre la Covid et continuer à croire en l'avenir malgré tout. « *Il faut faire attention et prendre beaucoup de précautions à la maison ou dehors pour éviter d'attraper, le virus. Je peux dire que contrairement au premier confinement, aujourd'hui les choses rentrent dans l'ordre, même si on n'est pas à l'abri. Mais niveau études, je n'ai pas à me plaindre, en plus j'ai pu trouver une autre entreprise, ce qui est, dans le contexte actuel, un vrai miracle* ». Selon une enquête parlementaire parue en France dans le contexte de la crise sanitaire du coronavirus « *50 % des jeunes s'inquiètent pour leur santé mentale tandis que 23 % des étudiants ont eu des pensées suicidaires* ». Le président français Emmanuel Macron s'est rendu sur le plateau de Sarclay, en région parisienne, jeudi 21 janvier 2021, pour rencontrer des étudiants au moment où nombre d'entre eux battaient le pavé pour dénoncer leur calvaire quotidien. Depuis, des mesures ont été annoncées pour l'accompagnement des étudiants : « *retour à l'université au moins une fois par semaine, distribution de deux repas par jour à 1 euro et création d'un chèque de soutien psychologique* ». Présidente de l'association *Trust Africa*, pour l'intégration des étudiants étrangers en France et le rétablissement d'une image positive de l'Afrique, étudiante en Relations internationales à Paris, Ngo Ndjébayi, une Camerounaise, parle des chamboulements imposés par le contexte de la Covid-19. « De ce que j'ai pu constater durant cette crise en rapport avec les étudiants, c'est qu'elle se vit de différentes manières, selon le cadre. Pour les étudiants qui vivent en famille ou avec toute autre personne, faire face à cette épidémie et toutes les restrictions gouvernementales est moins difficile que ceux qui vivent seuls, car ils ont au moins cette chaleur familiale et des gens avec qui discuter, partager leur apriori et peur face à cette épidémie. » Pour elle, les conséquences de la Covid-19 dans le milieu estudiantin sont variables. « Les étudiants qui vivent seuls sont de plus en plus confrontés à la solitude dans des logements parfois très petits et se posent mille et une questions sur leurs choix et sur leur capacité à tenir pour le reste de l'année académique. D'autant plus qu'ils ont des difficultés à trouver des stages ou des jobs qui leur permettraient de pouvoir au moins s'épanouir en se rendant utiles et gagner un peu de sous. Il faut le savoir, de nombreux étudiants n'ont pas toujours suffisamment de soutien financier de leur famille à l'autre bout du monde. Ils doivent donc se débrouiller pour subvenir à leurs besoins élémentaires », explique-t-elle, insistant sur le dénuement total dans lequel ont sombré de nombreux étudiants, notamment étrangers, qui ont encore beaucoup plus durement ressenti la crise : « Comme beaucoup d'autres étudiants sur le territoire français, certains étudiants africains ont sombré dans des dépressions, d'autres ont pensé à des décrochages. Mais le fait qui m'a le plus marqué est le soutien que ces étudiants avaient entre eux surtout envers ceux qui venaient d'arriver sur le territoire français et ne savaient pas comment s'y prendre. Nous, au sein de l'association *Trust Africa*, malgré le confinement, on a continué à tenir nos réunions à travers des vidéoconférences et à travers ces dernières, on essaie de prendre régulièrement les nouvelles de chaque membre, lui parler », raconte la présidente Ngo Ndjébayi, soulignant : « Même si cela n'a pas été facile au début, aujourd'hui les étudiants africains arrivent à prendre cette pandémie sur un côté positif en ce sens qu'ils sont en contacts téléphoniques perpétuels avec leurs familles qui leur apportent un soutien considérable et un vrai réconfort. Aussi, l'entraide entre amis continue de faire effet d'autant plus qu'avec les allègements de mesures restrictives, des derniers mois, certains ont pu se voir et échanger. Le plus dur reste le plan économique, car il est toujours difficile de trouver un job ou un stage, puisque les entreprises hésitent à recruter, subissant à leur tour l'impact de la crise. » On comprend aisément que les mesures d'accompagnement annoncées par le gouvernement, en France, sont bienvenues : « Les efforts que font le gouvernement et le président de la République, en faveur des étudiants sont non négligeables pour ne pas dire appréciables, car ce n'est pas non plus facile pour eux de gérer cette situation. Mais ils ont conscience de ce que cette épidémie peut avoir comme impact sur les étudiants. Alors, apporter un soutien moral à travers les accompagnements psychologiques ou encore le soutien financier avec les aides du Crous qu'on a élargies aux étudiants non boursiers et des banques alimentaires, ce sont des choses à considérer. Même si les services administratifs sont à revoir. »

Entretien avec Dr Jean-Oscar Makasso

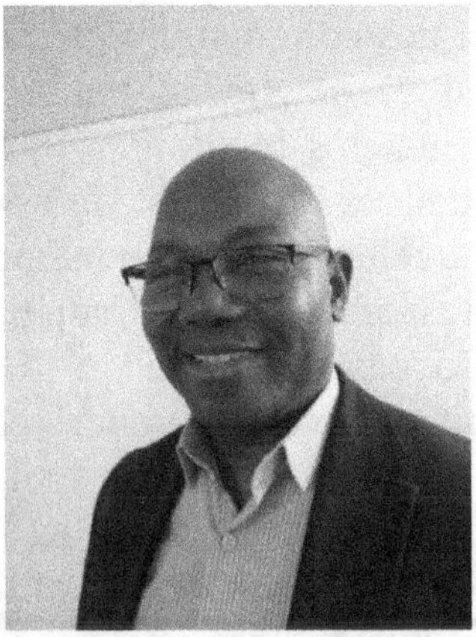

Docteur en Psychologie clinique, Psychopathologie et Psychanalyse, directeur de l'association maison Sunjata Keïta (AMSK) pour la médiation culturelle et l'aide psychologique aux familles migrantes, à Paris, il analyse le cas des étudiants africains en France, en temps de Covid-19.

« La Covid-19 accroît le sentiment d'insécurité et l'isolement des étudiants étrangers »

La crise de la Covid-19 a accentué la précarité des étudiants, leur isolement et leur détresse psychologique en France. Un drame pour les étudiants africains ou d'origine ?

Ce n'est un secret pour personne, l'actuelle crise sanitaire liée à la Covid-19 met à mal et ébranle un certain nombre d'individus et cela sur différents registres : urgence sanitaire, précarité économique, isolement social et détresse psychique. Cela est d'autant plus le cas chez les étudiants puisqu'initialement, c'est déjà une population particulièrement touchée par la précarité. Si au sein de cette population estudiantine, nous faisons à présent un focus sur les étudiants étrangers, que dire de leur condition d'existence ? Sont-ils touchés de façon analogue par rapport aux autres étudiants, ou bien au contraire, existerait-il des spécificités de souffrance qui leur sont propres ? Pour répondre à ces questions, notons en premier lieu qu'à l'augmentation de la précarité économique des étudiants, il faudrait ajouter des enjeux de survie qui ne sont imputables qu'à ces étudiants étrangers. En effet, leur réussite scolaire est le point de voute garant de leur inscription dans ce pays d'accueil, car s'ils venaient à échouer, la sanction immédiate serait le retour dans leur pays natal. Et de ce fait, pas de renouvellement de leur titre de séjour. Or, comment maximiser cette réussite indispensable dans ces conditions où tous se délitent et où tout apparaît de plus en plus instable... De manière générale, les étudiants confessent être plus en difficulté depuis la crise. Cette difficulté est encore plus accrue chez les étudiants étrangers qui sont porteurs quotidiennement de cette angoisse de ne pas réussir avec toutes les répercussions que cela implique pour eux. Ainsi se créent donc progressivement chez ces étudiants des angoisses existentielles (qui peuvent parfois revêtir un versant paranoïaque). Ajoutons également que pour justifier leur présence sur le territoire, ces étudiants doivent également être porteurs de projet, mais comment cela peut-il prendre forme quand ils sont dans l'incapacité de se projeter dans l'avenir tellement celui-ci leur apparaît comme instable et soumis à des remaniements importants de façon rapprochée dans le temps ?

La prise en compte tardivement du mal-être des étudiants a-t-elle pu provoquer un sentiment de dépréciation de soi chez des étudiants étrangers, notamment africains ?

Le sentiment de solitude des étudiants lié aux conditions de travail restrictives des cours en distanciel, voire des examens, a entraîné chez nombre d'entre eux un désinvestissement dans leurs études, un sentiment de découragement, de vide lié à l'imprévisibilité et l'inconnu de la situation de crise sanitaire que nous traversons. Des angoisses massives liées au contexte mortifère dans lequel nous baignons, avec les mesures restrictives imposées par le gouvernement (port du masque, distanciation liée aux gestes barrières, etc.) qui entraînent des peurs, une difficulté, voire impossibilité à se projeter et construire des projets. Des difficultés renforcées chez les étudiants étrangers, déjà confrontés à des difficultés matérielles, souvent en attente d'un titre de séjour, ce qui creuse les inégalités. L'enjeu de la réussite devient alors une nécessité qui génère davantage de pression, d'angoisse et les renferme dans une solitude difficilement supportable. Chez les étudiants étrangers, le sentiment d'insécurité est renforcé, du fait notamment de l'éloignement des préoccupations premières du gouvernement, dans cette crise de la Covid-19, l'absence d'aménagement spécifique et le manque d'informations liées aux différents systèmes d'aide les laissent seuls dans une grande fragilité psychologique. Sans la possibilité d'élaborer leur vécu traumatique, ils font en quelque sorte face à « une mort psychique », une inhibition intellectuelle qui, malgré leur volonté de réussite, les freine dans quelque investissement, tant scolaire que sociale. Nombre d'entre eux sont sujets à des troubles dépressifs, des compulsions alimentaires, addictions, des troubles du sommeil, etc.

La participation aux cours, en présentiel, une fois par semaine et la distribution de deux repas par jour à 1 euro à ces mêmes étudiants, suffisent-ils à répondre à leurs attentes ?

Je pense que ces mesures instaurées par le Président Macron sont déjà un premier pas vers la resocialisation des étudiants en général et un geste qui donne un bol d'air au niveau économique quand on considère que l'alimentation représente une partie non négligeable du budget d'un étudiant. Cependant, à mon avis, ces mesures ne sont pas suffisantes dans le sens où elles cherchent à résoudre cette problématique dans le cadre d'un modèle gestionnaire, incarné par des idéaux d'utilité. Le gouvernement ne doit pas uniquement se focaliser sur l'aide économique (qui, malgré tout, est importante), mais aussi sur le soutien psychologique, sur le soutien social par la construction de mécanismes de solidarité entre les étudiants, soutenus par les idéaux de dignité et d'humanité. Le jeune étudiant migrant affronte en temps normal des difficultés liées à son environnement peu sécurisant à cause de l'absence de repères sociaux et familiaux, mais aussi à cause du stress lié à la situation administrative en lien avec le fait d'être migrant. Je pense qu'il manque un soutien administratif spécialisé, de la part du gouvernement et de l'Éducation nationale, auprès de ces étudiants migrants qui sont très souvent dans une situation paradoxale où ils doivent réussir leurs études et travailler pour obtenir leur carte de séjour.

Et les barrières que ces jeunes rencontrent face à la Covid-19 comme celles de la difficulté d'intégrer le marché du travail et de maintenir la motivation pour poursuivre les études dans un contexte aussi incertain.

Recueilli à Paris par Jean-Célestin Edjangué

Des mécanismes d'adaptation

De nombreuses études portant sur les jeunes et la Covid, mettent en évidence la capacité des jeunes générations à s'adapter au contexte imposé par la crise sanitaire mondiale voire à trouver des solutions alternatives pour continuer à mener une vie quotidienne acceptable, quasi normale. Une enquête de l'Organisation de Coopération et de Développement économique (OCDE), parue en juin 2020, indique le « rôle des jeunes comme catalyseurs de sociétés inclusives et résilientes dans le cadre des mesures d'intervention et de relance prises face à la crise et la préparation aux chocs futurs » [1]. L'étude salue les initiatives prises par des jeunes un partout dans le monde pour atténuer les effets néfastes de la Covid 19 : « Les organisations de jeunesse se sont rapidement mobilisées pour diffuser des informations auprès de leurs homologues et contribuer à limiter la propagation du virus. Ces organisations ont également mis à disposition des programmes éducatifs, de conseils en santé mentale par les pairs et d'autres programmes pour aider les adolescents et les jeunes adultes pendant les périodes de confinement. De nouvelles initiatives ont été mises en place pour venir en aide aux personnes âgées et aux autres groupes présentant un risque accru d'infection et lutter contre la stigmatisation et la discrimination. Ces

---

[1] Enquête en ligne menée par l'OCDE du 7 au 20 avril 2020, à laquelle ont participé 90 organisations de jeunesse établies dans 48 pays

initiatives ont été essentielles pour limiter les effets de la fermeture des écoles et des services d'aide, traiter les problèmes de solitude et d'anxiété, et promouvoir la cohésion sociale » [2], mentionne le document.

Graphique- **Les organisations de jeunesse contribuent à la résilience sociétale de plusieurs manières.**

[2] Cf oecd.org du 11 juin 2020

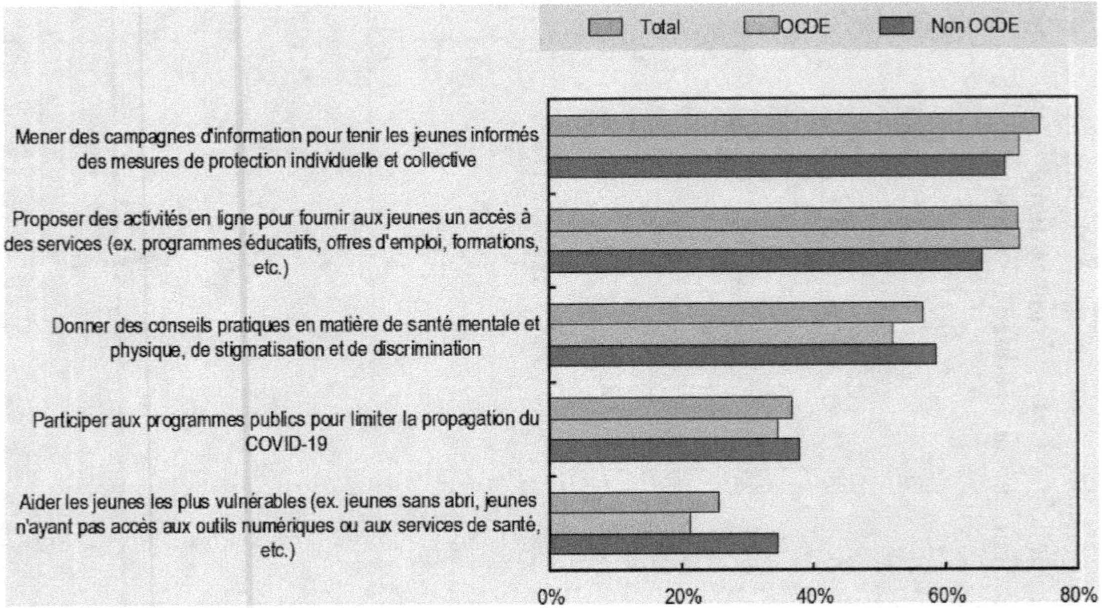
Total
OCDE
Non OCDE
Mener des campagnes d'information pour tenir les jeunes informés des mesures de protection individuelle et collective
Proposer des activités en ligne pour fournir aux jeunes un accès à des services (ex. programmes éducatifs, offres d'emploi, formations, etc.)
Donner des conseils pratiques en matière de santé mentale et physique, de stigmatisation et de discrimination
Participer aux programmes publics pour limiter la propagation du COVID-19
Aider les jeunes les plus vulnérables (ex. jeunes sans abri, jeunes n'ayant pas accès aux outils numériques ou aux services de santé, etc.)
0%
20%
40%
60%
80%

Note : « OCDE » se réfère à la moyenne des réponses des 52 répondants des pays de l'OCDE. « Non-OCDE » se réfère à la moyenne des réponses des 29 répondants des pays non membres de l'OCDE. « Total » se réfère à la moyenne des réponses de l'ensemble des 90 répondants, à savoir les répondants des pays de l'OCDE et des pays non membres, ainsi que neuf organisations de jeunesse internationales, dont les réponses ne sont pas présentées séparément dans ce graphique.

Source : Enquête de l'OCDE sur le COVID-19 et les jeunes, lancée en avril 2020.

Le graphique montre les types d'aides fournies par les structures de promotion de jeunes, avec une prédominance de l'action via des campagnes en ligne pour informer leurs membres des mesures de protection individuelle et collective. « Plus de la moitié des organisations ont utilisé des outils numériques et en ligne pour prodiguer des conseils pratiques aux jeunes sur la manière de traiter les problèmes de santé mentale et physique, la stigmatisation et la discrimination. Ainsi, pour lutter contre les fausses informations consécutives à la crise, des organisations de jeunesse ont lancé la campagne internationale *#youthagainstcovid19*, destinée à cartographier et à partager des sites internet et ressources en ligne de déconstruction des mythes et de vérification des faits », souligne l'enquête, rappelant que ce genre de campagnes ont été lancées au Mexique, sur le plan national, sous l'appellation de campagne *#QuédateEncasa,* alors qu'au Danemark, les associations de jeunesse ont œuvré main dans la main avec les autorités nationales pour tempérer les effets de la crise en mobilisant les jeunes contre le Covid-19 (Danish Youth Council, 2020), tout comme en Roumanie, où il y a eu une collaboration parfaite entre pouvoirs publics et jeunes dans l'objectif d'éviter toute rupture entre les jeunes et le milieu éducatif (National Alliance of Student Organisations, 2020).

L'Afrique n'est pas en reste de cette résilience de la jeunesse. Les organisations de jeunesse de la région du Moyen-Orient et de l'Afrique du Nord (MENA) ont eu recours au digital pour faire participer des jeunes à des séances de dialogue et améliorer leurs compétences pendant le confinement. Au Maroc, l'*Association des agences de la démocratie locale, 2020* a initié des réunions et discussions sur le web et les réseaux sociaux pour aborder des sujets sur « l'art et le confinement » ou encore « les meilleurs usages des outils numériques », afin de maintenir l'investissement social des jeunes. En Tunisie, des rencontres en ligne ont été lancées par l'ONG International Organization for Youth Development, 2020, avec un cours en ligne destiné aux jeunes, pour développer chez eux de l'intérêt et des compétences entrepreneuriales, par temps de restriction des libertés, en restant à la maison.

L'optimisme mitigé des jeunes français

Ce dynamisme confine même à l'optimisme, au second trimestre 2021, pour ce qui concerne les jeunes français. Un article publié par le site de *Franceinfo*[1], relatif à une enquête réalisée par la plateforme Monster de recherche d'emploi, montre que près de la moitié des jeunes interrogés ont beaucoup d'espoir quant à leur entrée dans le monde du travail. « Près de 49 % des 18-24 ans que le site d'emploi Monster, avec l'institut de sondage Yougov, a interrogés se projettent positivement dans l'avenir. Ce sont les jeunes hommes qui voient le plus volontiers leur avenir professionnel en rose. Ils sont 55 % à se dire confiants sur leur entrée dans la vie professionnelle. Les jeunes femmes sont un peu plus en réserve, avec 41 % seulement d'optimistes », indique l'étude qui explique cet optimisme par l'amélioration du climat dans le domaine de

[1] franceinfo.fr du 13 septembre 2021

l'emploi des jeunes. « Les signaux sont au vert. Le nombre de demandeurs d'emploi a baissé de 267 000 en trois mois. Il y a près d'un million d'offres d'emploi disponibles sur le site de Pôle emploi. Un record. Sur le site Monster, entre mai et juillet, le nombre d'offres était en hausse de 20 % », note l'article, dont le propos va dans le même sens que celui du responsable éditorial de Monster, Romain Giunta :" *Les entreprises sont prêtes à recruter, le volume d'offres d'emploi augmente sur à peu près tous les secteurs, le taux de chômage est assez stable, donc les candidats sont plutôt confiants, notamment les jeunes avec des formations adaptées".*

Pour comprendre les origines de ce qui ressemble à un changement de paradigme concernant les jeunes générations en France, il faut revenir un poil en arrière. Six mois après le début de la crise sanitaire dans l'hexagone, de nombreuses sonnettes d'alarme sont tirées à la fois par des syndicats étudiants, de lycéens et autres organisations des établissements scolaires, sur les conséquences néfastes, voire catastrophiques, de la pandémie sur les populations les plus vulnérables, dont les jeunes. Le président de la République, Emmanuel Macron, plus jeune Chef d'État élu au suffrage universel sous la Vè République, à 38 ans, annonce alors un certain nombre de mesures pour tenter d'aider ces jeunes en souffrance à tenir le choc. C'est le plan « Un jeune une solution » lancé en juillet 2020 et dont une des déclinaisons a été introduite en novembre de la même année, sous la forme d'une plateforme numérique baptisée *1jeune1solution.gouve.fr* a pour but de « faciliter les démarches des jeunes en recherche d'emploi, d'une place en service civique ou même de conseils d'orientation grâce à l'appui des Missions locales [1] ». Explication : « "Un jeune une solution", ce sont d'abord des offres d'emploi.

[1] franceinfo.fr du 25 novembre 2020

L'originalité de la plateforme, c'est qu'elle permet d'identifier et de postuler à des offres spécialement destinées aux jeunes sans quitter le site, sans se faire balader de site en site comme c'est trop souvent le cas. Plus de 20 000 offres sont actuellement en ligne. La plateforme oriente aussi vers des événements liés à l'emploi, partout en France, même si en cette période beaucoup sont virtuels. Le site ambitionne de faire venir à lui 250 000 jeunes. L'appel d'Emmanuel Macron va dans ce sens ». Mais ce plan jeune c'est aussi d'argent mis à disposition pour matérialiser l'accompagnement à l'emploi. Une enveloppe de 6,7 milliards d'euros débloquée permet jusqu'en janvier 2021, à toute entreprise qui recrute un jeune de moins de 25 ans pour une durée supérieure à trois mois, de bénéficier d'une aide de 4000 euros. Et pour l'embauche d'un apprenti, une aide de 5 000 euros est accordée à l'entreprise qui recrute un apprenti mineur et jusqu'à 8 000 euros pour les apprentis de plus de 18 ans. « Pour compléter le dispositif, 100 000 missions de service civique sont créées. Et 100 000 nouvelles formations qualifiantes sont proposées aux jeunes en échec scolaire ou sans qualification. Enfin 35 000 pass numériques sont proposés à ceux qui veulent acquérir les compétences numériques nécessaires à la vie professionnelle », constate encore l'article publié par *franceinfo.fr*.

Rien d'étonnant alors que le gouvernement se félicite du succès plan "Un jeune une solution", qui a permis l'embauche de 700 000 jeunes en août et en septembre 2020. Et même s'il était trop tôt pour tirer les conclusions définitives sur cette initiative, les premières retombées notamment pour les apprentis, semblent clairement montrer que l'opération est une réussite. Un succès d'autant plus salutaire qu'au début de la Covid-19, les rumeurs allaient bon train sur un probable effondrement des offres dans le secteur de l'apprentissage. Un an après, les Centres de formation des apprentis ne désemplissent pas, retrouvant les chiffres avoisinants de ceux de 2019.

Une analyse qui doit nécessairement être nuancée. En France, si l'on considère la tranche d'âge des 15-20 ans, la projection vers l'avenir paraît moins reluisante. En témoigne un sondage réalisé auprès de 2000 jeunes de 15-20 ans, en février 2021, sur les choix d'orientation, l'impact de la crise sanitaire et les attentes professionnelles de cette génération. Un baromètre de confiance publié à l'initiative du média *l'étudiant*, l'institut BVA et le groupe Orange. Plusieurs conclusions en ressortent : « L'orientation constitue un enjeu central : comme point d'appui par rapport aux choix réalisés, perçus comme satisfaisants par les trois quarts des répondants, mais aussi comme objet d'inquiétude pour 86 % d'entre eux. À parité, les jeunes interrogés expriment le sentiment d'être ou avoir été bien accompagnés (48 %) contre l'autre moitié (49 %) de ne pas l'être ou l'avoir été correctement. Parmi les manques exprimés, arrivent en tête la visibilité sur les options, des contacts avec des professionnels et des étudiants, ainsi que la visite des établissements…[2] ». Les plateformes spécialisées dans l'orientation, les plus usitées, sont *letudiant.fr*, *Onisep.fr*, même si *Parcoursup.fr* recueille également des opinions positives en matière d'accessibilité (81 %), d'informations utiles (76 %), de lisibilité (66 %) et de simplicité d'utilisation (61 %). Autres informations fournies par ce sondage, ce qui détermine les choix de filières d'orientation et l'entrée dans la vie active. « Les choix d'orientation apparaissent comme d'abord guidés par les goûts personnels pour une filière ou un métier (44 %), suivis par l'épanouissement personnel (38 %) et la capacité de réussite dans un secteur (30 %). Concernant

[2] *centre-inffo.fr* du 24 mars 2021

les attentes liées à l'entrée dans la vie active, l'équilibre vie personnelle – vie professionnelle arrive en tête (57 %), suivi du sens et de l'utilité de la mission (50 %), bien devant le souhait, dans l'hypothèse d'être embauché dans une grande entreprise, d'avoir un bon salaire (35 %) et des perspectives d'évolution (34 %). », indique l'étude, rappelant le contexte de la pandémie de Covid et ses conséquence. « Parmi les impacts négatifs de la crise sanitaire, le souhait de partir à l'international a été affecté pour 54 % des répondants, suivi pour 40 % par le choix de format d'études (alternance, formation professionnalisante…). » Pire, les restrictions imposées par le coronavirus, la désorganisation de la vie sociale, à un âge où on cherche à se faire des amis et à découvrir la vie via les rencontres et voyages, notamment, agissent comme un repoussoir, un extincteur qui démotive, enlevant tout optimisme par rapport à l'avenir. « Les sentiments négatifs prédominent en ce qui concerne la motivation, avec 74 % des répondants qui déclarent ressentir une démotivation, contre 50 % lors d'une précédente enquête menée en septembre 2020. L'impression de décrocher concerne désormais 71 % des jeunes, contre également 50 % précédemment. Ces perceptions négatives sont encore plus marquées parmi les femmes, et les niveaux supérieurs au bac. La crise sanitaire est source de fortes inquiétudes : crainte de rencontrer des difficultés pour financer ses études et/ou trouver un emploi étudiant (67 %), de pâtir de l'isolement (64 %). Près des deux tiers des jeunes interrogés disent redouter de ne pas trouver un emploi à l'issue de leurs études, et plus de la moitié craignent que leur diplôme perde de sa valeur ». Ainsi donc, en France, si les 18-24 ans semblent plus déterminés, plus confiants par rapport à l'avenir et leur entrée dans le monde de l'emploi, les 15-20 ans sont, au contraire, plus pessimistes voire démotiver par un contexte sanitaire planétaire qu'ils considèrent comme un frein à leurs aspirations et un briseur de leurs rêves.

Des jeunes générations confiantes en l'avenir

L'optimisme mesuré des jeunes Français, pris globalement, contraste avec la confiance de la majorité de leurs conscrits dans le reste du monde. C'est ce que met en exergue une étude intergénérationnelle menée par UNICEF- Gallup, à l'échelle internationale, de janvier à juin 2021, auprès de 21 000 adultes et enfants répartis en deux tranches d'âge (15-24 ans et 40 ans et plus), dans 21 pays (Allemagne, Argentine, Bangladesh, Brésil, Cameroun, États-Unis, Espagne, Éthiopie, France, Japon, Inde, Indonésie, Kenya, Liban, Mali, Maroc, Nigéria, Pérou, Royaume-Uni, Ukraine et Zimbabwe) représentant l'Afrique, l'Asie, l'Europe, l'Amérique du Nord et l'Amérique du Sud. Un communiqué de presse paru dans unicef.org (18 novembre 2021), mentionne les modalités et les résultats de l'enquête.

L'étude s'est déroulée dans le cadre du projet *L'Enfance en évolution* et visait à demander à plusieurs générations d'exposer leurs vues sur ce qu'est l'enfance aujourd'hui. Parmi les conclusions de cette réflexion, on retiendra que « Les enfants et les jeunes sont 50 % plus susceptibles que leurs aînés de considérer que le monde s'améliore de génération en génération ». Explication de Henrietta Fore, Directrice générale de l'UNICEF : « Dans le monde actuel, les raisons d'être pessimiste ne manquent pas : changements climatiques, pandémie, pauvreté et inégalités, hausse de la défiance, essor des nationalismes. Mais voici une raison d'être optimiste : les enfants et les jeunes refusent de voir le monde de manière aussi sombre que les adultes », poursuivant : « Par rapport aux générations précédentes, les jeunes d'aujourd'hui gardent espoir, sont bien plus ouverts sur le monde et déterminés à le rendre meilleur. Les jeunes générations sont certes inquiètes pour l'avenir, mais elles considèrent aussi qu'elles font partie de la solution ». D'une manière générale, l'étude montre les jeunes générations comme des produits de la mondialisation. À ce titre, ils sont en moyenne deux fois plus susceptibles (39 %) que leurs aînés (22 %) davantage attachés à un ancrage mondial plutôt que national ou régional. Plus l'on monte dans l'échelle des âges, plus cette affirmation perd de sa pertinence : pour chaque palier d'un an franchi, les répondants sont en moyenne environ 1 % moins susceptibles de se considérer comme des citoyens du monde.

L'enquête, réalisée durant la pandémie, révèle par ailleurs que les enfants et les jeunes se fient généralement davantage aux pouvoirs publics nationaux, aux scientifiques et aux organes de presse internationaux, qu'ils considèrent comme des sources d'informations fiables. Surtout, le document souligne l'excellente perception que ces jeunes générations ont des réalités quotidiennes :

- « La majeure partie des jeunes générations juge qu'Internet comporte des risques graves pour les enfants : risque d'exposition à des contenus à caractère sexuel ou violent (78 %) ou risque de harcèlement (79 %).
- Seuls 17 % des jeunes déclarent avoir « tout à fait » confiance dans les informations véhiculées par les réseaux sociaux.
- Si, dans les pays à faible revenu et à revenu intermédiaire, 64 % des jeunes interrogés estiment que les enfants auront une meilleure situation économique que leurs parents, les jeunes des pays à revenu élevé n'ont qu'une confiance toute relative dans le progrès

économique. Dans ces pays, moins d'un tiers des jeunes répondants est d'accord avec l'affirmation qui précède.

- Plus d'un tiers des jeunes déclare ressentir souvent de la nervosité ou de l'anxiété, et près d'un jeune sur cinq dit se sentir souvent déprimé ou n'avoir goût à rien.
- En moyenne, 59 % des jeunes déclarent que les enfants d'aujourd'hui sont plus exposés que leurs parents à la pression de réussir.

Le sondage montre également que les jeunes réclament des progrès plus rapides dans la lutte contre les discriminations, davantage de coopération entre les pays, et une oreille attentive de la part des décideurs :

- En moyenne, près de trois quarts des jeunes qui ont conscience des changements climatiques pensent que les gouvernements devraient agir de manière décisive pour y remédier. Cette proportion est encore plus élevée dans les pays à faible revenu et les pays à revenu faible à intermédiaire (83 %), là où l'on estime que l'impact des changements climatiques sera le plus fort.
- Dans quasiment chaque pays sondé, la vaste majorité des jeunes estime que leur pays serait mieux protégé contre des menaces comme la COVID-19 si les gouvernements travaillaient de concert plutôt que chacun de leur côté.
- Les jeunes affichent un soutien plus fort aux droits des personnes LGBTQ+, les jeunes filles étant en première ligne du combat pour l'égalité.
- En moyenne, 58 % des 15-24 ans estiment qu'il est très important que les responsables politiques écoutent les enfants.

Le sondage montre des points de convergences entre générations : climat, importance de l'éducation, collaboration mondiale et capacité d'action des enfants, notamment. Par contraste, l'optimisme, l'ouverture au monde et la reconnaissance de progrès historiques comptent parmi les points de divergence les plus profonds. Une enquête inédite par son ampleur et l'originalité du panel. D'où la conclusion de la Directrice générale. « Si cette étude brosse un tableau nuancé des fractures générationnelles, une image ressort néanmoins clairement : les enfants et les jeunes incarnent bien plus aisément l'esprit du XXIe siècle que leurs parents… Il est essentiel que nous écoutions directement les jeunes nous parler de leur bien-être et de la manière dont leur vie change », a déclaré Henrietta Flore, la veille des 75 ans de l'UNICEF.

Le quotidien des jeunes générations, qu'elles vivent en Afrique, Europe, aux États-Unis d'Amérique ou ailleurs, est scruté avec minutie par les autres composantes de la société qui cherchent à mieux comprendre leurs préoccupations, afin d'ajuster le plan d'action les concernant. Ainsi en est-il des élus, qu'ils soient régionaux ou locaux.

Entretien avec Pierre De Gaétan NJIKAM

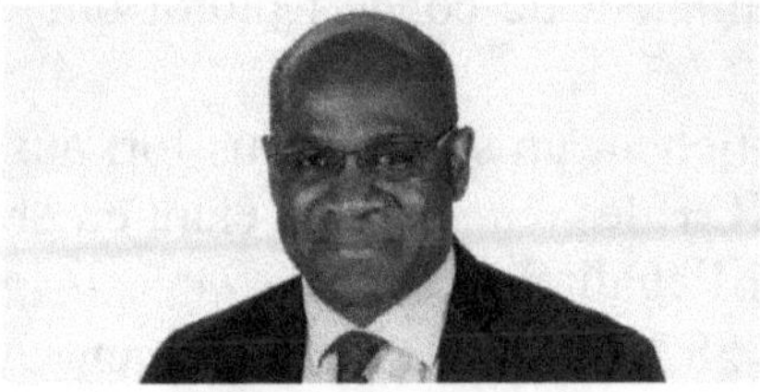

Fondateur et Promoteur des Journées Nationales des Diasporas et de l'Afrique (JNDA), en France, Vice-président de EFRACAM, association des élus en France d'origine ou de nationalité Camerounaise, élu municipal de Bordeaux. Il parle des jeunes des diasporas africaines et ceux d'Afrique, dont les préoccupations étaient au programme de l'édition 2022, du 24 au 26 mars 2022, à Bordeaux.

« Mieux capitaliser les potentialités des jeunes Africains des diasporas et des jeunes d'Afrique »

Quels étaient les temps forts de la neuvième édition des Journées nationales de l'Afrique et de ses Diasporas, du 24 au 26 mars 2022 à Bordeaux ?

Tout d'abord, il convient de souligner que la neuvième édition des JNDA, les 24, 25 et 26 mars a eu la particularité de focaliser les débats, rencontres, conférences et l'ensemble des échanges, autour d'une thématique inédite : **« Vers des Partenariats innovants avec l'Afrique** ». Il s'agissait donc de mettre en œuvre le projet d'une Afrique, du continent et de sa Diaspora, à la recherche de toutes les énergies et de tous les partenaires susceptibles de l'accompagner sur les chemins de son développement économique, de sa renaissance culturelle et du progrès social de ses populations, avec comme finalité que l'Afrique soit une terre d'Opportunités et d'Espérance, notamment pour la jeunesse africaine et ses diasporas. Telle est la vision de cette neuvième édition. Cette vision se décline concrètement en un certain nombre de grandes thématiques : le financement de l'économie africaine, la question du numérique dans la diversité de ces déclinaisons, la question agricole et agro-alimentaire, l'industrialisation, la question de l'éducation, la formation et de l'employabilité des jeunes, des énergies, des infrastructures…

La jeunesse est un sujet complexe, avec des approches multidisciplinaires. Sous quel angle l'abordez-vous aux JNDA ?

S'agissant de la jeunesse, nous considérons, en tant que promoteur de ces JNDA, que le sujet de la Jeunesse, mieux des jeunesses, doit être au cœur des questions diasporiques africaines. Comment les États africains, aujourd'hui, s'approprient tout le capital humain de cette jeunesse africaine ? Comment les jeunes en diaspora se mettent à la disposition ou contribuent, ou participent au projet relationnel Afrique-France ; Afrique-Europe ; Afrique-Monde ? Puisque force est de constater que les jeunes de la diaspora sont, à notre avis, insuffisamment pris en compte en tant que acteurs ou co-acteurs de cette relation de l'Afrique avec les autres continents, même si quelques initiatives plus ou moins déterminantes sont engagées ici et là.

Vous faites bien de souligner la nécessité de cette coopération entre jeunes Africains et ceux des autres régions du monde. Car, en réalité, ils ont les mêmes préoccupations au quotidien. Le chômage, sentiment d'exclusion des instances ou centres de prises de décisions, absence d'une écoute attentive à ce qu'ils ont à dire... Que peuvent faire, concrètement, les JNDA par rapport à ces trois problématiques ?

D'abord, nous devons parler avec les jeunes, leur reconnaître le droit et la liberté d'expression, de manière tout à fait partenariale et responsable. Il ne s'agit pas d'avoir des jeunes qui parlent d'un côté et les décideurs, publics ou privés qui parlent de l'autre côté. Il convient d'aménager les conditions et les commodités d'une véritable co-construction des solutions avec ces jeunes-là, autour des chantiers qui les concernent d'abord. Cette neuvième édition JNDA a été l'occasion de mobiliser les participants des sphères publiques et privées, décideurs et acteurs, autour d'une sorte d'« Urgence de la jeunesse africaine »… Et ce, dans une perspective-monde, puisque reprenant les propos de mon ami le philosophe Souleymane Bachir Diagne, les questions africaines sont autant les questions européennes et internationales, tout autant que celles-ci sont des questions africaines. Il n'en demeure pas moins, à l'évidence, que les problématiques africaines et euro-africaines, sont aussi spécifiques. Nous devons donc être attentifs à toutes les ressources que les jeunes de la diaspora aujourd'hui, en France et en Europe, produisent. On se rend compte que cette forme d'énergie est aussi une formidable créativité. Mais, aujourd'hui, cette créativité, ou cette énergie, est insuffisamment capitalisée dans l'espace public, la décision publique, pour ne pas parler de la sphère des acteurs privés.

On a effectivement l'impression qu'il y a un formidable décalage entre une jeunesse pétrie de talents et regorgeant de compétences diverses et l'enthousiasme modéré dont font preuve des décideurs pour les valoriser. Comment expliquez-vous cette réalité alors que vous dressez un constat extrêmement lucide de la situation ?

Deux éléments d'explication. D'abord, à la décharge des uns et des autres, il y a eu ces dernières décennies, une véritable « accélération de l'histoire », de véritables « révolutions »... Révolution du numérique, démographique, écologique, révolution des migrations avec l'accélération des mobilités et, à côté de tout ça, il y a eu aussi une sorte de « décalage générationnel » avec la plupart des décideurs... De sorte qu'on peut considérer que les logiciels et les référents qui nous ont permis parfois d'imaginer les solutions sont assez limités, voire décalés par rapport aux solutions à inventer ou à réinventer. Il convient pour cela de reconnaître cette situation, de l'assumer pour penser et agir de manière innovante, d'où notre thématique sur les « **Partenariats innovants avec l'Afrique** ». À l'évidence, et pour peu que nous soyons un tant soit peu intellectuellement honnête, nous sommes dans plusieurs formes d'impasses : les constats sont faits, les diagnostics accumulés, malheureusement les solutions sont limitées, voire complètement des solutions d'impasse, on ne s'en sort pas ! On voit bien que ça ne marche pas ! deux cent mille à trois cent mille jeunes sortent du système scolaire chaque année dans beaucoup de pays africains sans trouver un emploi, voire sans perspective rassurante.... Beaucoup de jeunes de la diaspora en France ou en Europe peuplent la catégorie des « auto-entrepreneurs » complètement largués par l'ensemble des outils financiers ou bancaires mis en place, ce qui les amène à rechercher et, de plus en plus, à trouver d'autres formes de financements innovants grâce à la révolution numérique. C'est aussi le cas en Afrique et dans d'autres continents. Alors, avec les jeunes d'Afrique et de la diaspora, prenons en considération les opportunités de cette accélération, parfois vertigineuse, de l'histoire et, avec humilité, reconsidérons ensemble les logiciels avec lesquels, ou à partir desquels, on a jusqu'ici voulu trouver les solutions.

Peut-on dire que ces JNDA 2022 consacrent définitivement la promotion des jeunes des diasporas et des Africains, et par ricochet, les jeunes du monde en général ?

Oui, cette neuvième édition des JNDA a cette ambition-là. À travers l'ensemble des thématiques qui ont été évoquées, grâce à la présence des décideurs publics et décideurs privés, puisque c'est aussi la rencontre de l'Afrique de l'entreprise, l'Afrique économique qui crée de la valeur, avec sa jeunesse continentale. Et pour les jeunes de la diaspora, c'est l'occasion de coconstruire avec elle, les solutions lui permettant de s'ancrer sérieusement et qualitativement et efficacement dans l'espace européen et de pouvoir se projeter de manière attendue, avec sa plus-value, en Afrique. C'est un rendez-vous des solutions coconstruites avec les jeunesses de la diaspora et les jeunesses du continent africain.

Les jeunes de la diaspora, au même titre que leurs sœurs et frères du continent africain, ont particulièrement souffert du contexte sanitaire

planétaire imposé par la Covid-19. Cette jeunesse paie le prix fort. Qu'avez-vous à lui dire ?

Cette jeunesse paie le prix fort parce que, contrairement aux précédentes générations, elle vit une situation inédite d'isolement, de cloisonnement, de restriction, de clôture… Alors que, par essence, la jeunesse est synonyme de découverte, mobilité, mouvement. Cette jeunesse part donc avec un premier handicap. Par ailleurs, un certain nombre d'activités qui auraient permis de la lancer à la conquête du monde et à la rencontre d'autres jeunesses se trouvent totalement paralysées. La situation Covid, post-Covid ou entre-Covid, est aussi un défi à relever pour cette jeunesse. Et, heureusement, ici et là, sous des formes et des modalités diverses, parfois inattendues, les jeunes ont commencé à relever ce défi grâce à leur inventivité, leur créativité, leur détermination. Beaucoup de solutions et de démarches qui ont contribué, au cœur de cette pandémie, aux formes de résilience des sociétés africaines et européennes, nous viennent des jeunes !

Merci Pierre De Gaétan Njikam.

Merci au quotidien Le Messager d'être venu jusqu'à moi.

Réalisé à Paris par Jean-Célestin Edjangué

Conclusion

Au moment de refermer, même provisoirement, cette réflexion autour de « Génération Covid : Une jeunesse tournée vers l'avenir », nous espérons avoir aidé à rétablir un certain nombre de vérités concernant notamment les perceptions que des membres de ce groupe social ont eues du coronavirus, dès son apparition, et la manière dont il a chamboulé leur vie quotidienne, sans jamais, finalement, ôter la confiance qu'ils ont toujours eue en l'avenir.

Oui, l'Organisation internationale du travail (OIT), a vu juste en annonçant dès le mois de juin 2020 que les populations les plus jeunes de la planète constitueront la frange qui va le plus souffrir des conséquences de la crise sanitaire, en matière d'emploi et de pouvoir d'achat. Mais cette même institution a juste oublié de reconnaître que la précarité des jeunes dans ces domaines n'a pas commencé avec l'apparition du coronavirus. Bien au contraire ! Nous avons vu, notamment à travers *Jeunes d'Afrique, jeunes du monde. Les combats des espoirs* (l'Harmattan, janvier 2020) et *Afrique, que fais-tu de ta jeunesse ? Les paradoxes d'un enjeu moteur de développement* (l'Harmattan, 2013) que bien des années avant la Covid-19, les jeunes âgés de moins de 30 ans, qui forment la tranche d'âge de la population majoritaire de la démographie mondiale, étaient déjà un groupe social extrêmement vulnérable. À l'intérieur de ce groupe, les moins de 25 ans, par exemple, sont deux à trois fois plus victimes du chômage que le reste de la société tout pays et continent confondus. Par ailleurs, c'est aussi la communauté des jeunes qui a le plus de mal à trouver une place dans la société, du fait qu'elle a l'impression supposée ou réelle, de ne pas avoir une écoute attentive auprès des autres composantes du milieu quotidien de vie, tant ses aspirations et points de vue sont peu pris en compte. Ce qui conduit souvent cette jeunesse à vivre en marge du reste de la société ou en autarcie.

Enfin, les jeunes générations ont le sentiment, dans de nombreuses régions du monde, que l'avenir leur est fermé, puisqu'on les associe rarement aux processus de prises de décisions qui engagent pourtant le présent et l'avenir des sociétés où cette communauté vit. Très souvent, ces jeunes générations sont obligées de recourir à des manifestations, souvent pacifiques, pour espérer faire entendre leurs voix. Quitte à payer au prix fort certaines de ces manifestations, avec la répression des forces de l'ordre, certaines de ces manifestations. Cette tranche d'âge des moins de 30 ans est souvent la proie facile, victime expiatoire, au même titre que les enfants, les femmes et personnes du troisième âge, des exactions politiques, crises économico-sociales, et des tensions de toutes les sortes voire des guerres, dans le monde. Ces éléments n'ont pas eu besoin de la Covid pour être observés, même s'il est évident que la pandémie a contribué à les exacerber, à les rendre beaucoup plus visibles aux yeux du grand public. Pouvait-il en être autrement ?

On a vu en France, par exemple, des étudiants, lycéens voire des collégiens, venir grossir les rangs des populations en quête de colis alimentaires dans des associations ou institutions dédiées : Restos du Cœur, banque alimentaire, Croix rouge ou encore des structures d'entraide dans des quartiers et des communes rurales. Car l'une des révélations de ce drame sanitaire aura aussi été la solidarité qui s'est manifestée dès les premiers mois de ce fléau, bien au-delà des générations, appartenances religieuses, ethniques, communautaires…

Le gouvernement français n'a d'ailleurs pas manqué ce rendez-vous de solidarité avec la jeunesse hexagonale. Outre le plan 1 jeune 1 solution, mis en place en juillet 2020 et consacré essentiellement à la question de la formation et de l'emploi des jeunes, des mesures complémentaires couvrant des pans entiers de la vie quotidienne de ce groupe social, ont été adoptées en 2021. Qui ne se souvient du repas à 1 euro, lancé le 25 janvier 2021, pour répondre de manière précise à la détresse financière et sociale de nombreux étudiants, boursiers ou non, ayant perdu leur job ou autres activités leur permettant d'avoir des rentrées financières pour pouvoir se nourrir et payer leur loyer ? « Comme **le logement constitue le principal poste de dépenses des jeunes et de leur famille**, les loyers des résidences universitaires, normalement revalorisés chaque année, ont été gelés en raison de la crise sanitaire. Quant aux jeunes actifs, l'État leur propose **une aide à l'installation de 1 000 euros** (premier logement ou premier bail) depuis le 18 février 2021. Pour en bénéficier, il faut avoir moins de 25 ans et toucher un salaire inférieur à 1 400 euros nets par mois », indique le gouvernement du Premier ministre Jean Castex, ajoutant : « Depuis le 1er février 2021, des **dispositifs de soutien psychologique** sont proposés aux étudiants. **Les étudiants confrontés à une situation de mal-être** peuvent bénéficier d'un **accompagnement psychologique sans en avancer les frais** via la plateforme santepsy.étudiant.fr mise en ligne le 10 mars 2021 » [1]. Les jeunes qui en ont besoin, peuvent choisir leur psychologue sur la liste de professionnels partenaires accessible sur l'interface, prendre directement rendez-vous avec lui et bénéficié des séances, qui peuvent aller jusqu'à 3 rencontres de 45 minutes, gratuites avec possibilité de les

---

[1] cf. https://www.gouvernement.fr/covid-19-les-aides-de-l-etat-pour-soutenir-les-jeunes,

faire renouveler par le médecin, si nécessaire. Enfin, il est prévu que les résidences universitaires des Crous et les services de santé universitaires seront équipés de distributeurs automatiques de serviettes hygiéniques, dès la rentrée de septembre 2021-2022 et qu'ils seront déployés sur l'ensemble des campus universitaires. Des actions concrètes qui, liées à un élan de solidarité rare, ont certainement œuvré pour redonner du courage à une jeunesse française, rassurée de savoir qu'elle n'est pas définitivement abandonnée à son triste sort.

Non ! Cette crise sanitaire d'une ampleur exceptionnelle n'a pas obéré l'avenir des jeunes originaires de trois continents (Europe, Afrique, Amérique), qui ont participé à notre enquête. D'une manière générale, après un moment de déstabilisation du fait du caractère soudain et inédit de l'apparition du virus, ils ont su redresser la barre, rebondir pour mieux composer avec la nouvelle donne imposée par un ennemi difficile à terrasser, tant ses nombreuses mutations le rendent imprévisibles, complexes dans la manière de s'en prémunir même avec l'existence des vaccins qui ont permis de faire l'économie des formes les plus graves de la maladie. Ces jeunes générations ont su retourner la situation, allant jusqu'à profiter de la Covid-19 pour se réinventer, trouver des parades, stimuler leur créativité, bref, ils ont fait preuve de résilience. Ce qui leur a permis de continuer à élaborer des projets, à croire en leurs rêves. Une attitude qui rejoint celle du panel intergénérationnel de l'étude réalisée par Unicef-Gallup, entre janvier et juin 2021. Ce sondage, auprès de 21 000 personnes, scindées en deux groupes allant des 15-24 ans aux 40 ans et plus. L'une des conclusions de cette étude note que les jeunes générations ont plus confiance en l'avenir que les 40 ans et plus. Ces jeunes croient majoritairement que leur entrée dans le monde du travail sera plus facile au fil des ans et que la vie elle-même sera meilleure.

Ce climat de confiance devrait jouer encore plus sur le moral général des citoyens et donc des jeunes, à l'échelle mondiale, nombre de pays ayant opté de lever partiellement ou totalement les mesures de restriction liées à la pandémie du Covid-19. Ainsi en est-il de la France, où, depuis début février 2022, le port du masque n'est plus obligatoire dans l'espace public ni la jauge dans les lieux de spectacles assis, tout comme l'abandon de l'incitation au télétravail ; par ailleurs, la deuxième phase prévue mi-février, de cette levée de restrictions concerne notamment la réouverture des discothèques et le retour des concerts debout. Une anticipation surprenante quand on sait que les chiffres de la contamination sous l'effet du variant Omicron sont encore très élevés. « La France s'inscrit ainsi dans le sillage d'autres pays européens qui ont déjà fortement desserré leurs restrictions, à l'instar de l'Angleterre et du Danemark, où des chiffres records de contaminations ont pourtant été enregistrés. Dans ce pays scandinave, le pass sanitaire n'est même plus obligatoire. Une différence de fond avec la France, où le pass vaccinal est, a contrario, la mesure qui permet cet assouplissement des restrictions pour les personnes ayant un schéma vaccinal complet », note l'édition en ligne d'un quotidien français gratuit.[1]

[1] 20minutes.fr du 02/02/2022

Annexe I

Projet d'étude sociologique

Génération Covid : une jeunesse tournée vers l'avenir (Europe-Afrique-Amérique)

Justification du projet

L'Organisation internationale du travail (OIT), tirait la sonnette d'alarme dès le mois de juin 2020. Pour elle, « les jeunes seront les premières victimes de la récession en cours. Une situation qui risque de nourrir la montée de la défiance vis-à-vis de la société ». (cf *lemonde.fr* 13 juin 2020). Les mesures drastiques de confinement et de couvre-feu adoptées par nombre de pays pour protéger les populations les plus menacées face à la pandémie du coronavirus, ont par ricochet affecté durement les jeunes générations, les plongeant dans une vulnérabilité insoupçonnée, obligée de chambouler leur mode quotidien de vie, bridant à la fois leur insouciance et la propension à se projeter pour dessiner leur avenir.

Notre ambition est de chercher à savoir comment la tranche d'âge des 20-29 ans a vécu la pandémie de coronavirus ; quel regard elle porte sur la maladie et en quoi elle a impacté leur vie quotidienne ; enfin, ces jeunes continuent-ils à entrevoir l'avenir en dépit de l'incertitude que continue à faire peser sur la société même avec les vaccins ? Pour tenter de répondre à ces questions et à bien d'autres encore, un questionnaire de six thématiques permettant de recueillir les témoignages de jeunes de 20 à 29 ans, en Afrique, Europe et aux États-Unis, sur la manière dont ils vivent, chaque jour, la crise sanitaire du coronavirus, a été adressé à une trentaine des membres de cette communauté. Certains sont étudiants, d'autres travailleurs, d'autres encore, sans emploi.

L'hypothèse de départ est que l'environnement régional, familial et social, la manière avec laquelle les autorités compétentes gèrent le problème depuis son apparition, en décembre 2019 à Wuhan, en Chine, peut déterminer le ressenti plus ou moins grand de la crise et avoir des répercussions variables auprès de la jeune génération.

Il semble donc important de se poser à propos de ce groupe social des 20-29 ans, issu des quatre continents choisis, un certain nombre de questions : quel est leur regard sur cette période dominée par la Covid et qui a déjà bouleversé les codes de vie sociale dans le monde entier ? En quoi cette crise sanitaire a-t-elle affecté leur vie de chaque jour ? Comment se sont-ils réinventés pour s'adapter aux mutations sociologiques imposées par la Covid, en matière de règles de vie en communauté et en société (à la maison ou à l'extérieur, en famille ou avec les copains) ? Dans ce contexte particulier, quels peuvent encore être leurs aspirations et rêves par rapport à l'avenir ?

Le questionnaire distribué le 07 janvier 2021, pour être restitué le 31 janvier 2021, via adresse mail, pour exploitation et traitement. Ce questionnaire a été complété par deux entretiens, avec un psychothérapeute directeur l'Association Maison Sundjata Keita pour l'accueil des jeunes migrants, et Pierre De Gaëtan Njikam, élu municipal à Bordeaux et promoteur des Journées nationales des diasporas africaines (JNDA). Les données recueillies sont sous anonymat partiel ou total et pourront faire l'objet de publication.

Annexes II

Participants à l'étude sociologique « Génération Covid : une jeunesse tournée vers l'avenir »

Tableau : liste et talon sociologique des participants

Noms-prénoms /Pseudo	Sexe	Pays	Année de naissance	Profession-Etudes
ROBERT Sarah	F	France	2001	2è Médecine UPEC à Cluj(Roumanie)
Christelle	F	France	1998	5è Médecine UPEC à Cluj(Roumanie)
MSF(Pseudo)	M	France	1997	Master 2 Paris 6-P et Curie : durabilité des matériaux et des structures
Jean-Adrien	M	France	2002	Licence 1 Maths Université de Caen
Gauthier	M	France	2002	Licence 1 Maths Université de Caen

Ranaelle	F	Cameroun	1997	Licence 1 Sc. éco-Gestion Université de Ydé Soa II
Daniel	M	Cameroun	2002	Étudiant en Informatique
Elodie Fankamelsa	F	Cameroun		Cheffe d'entreprise À Douala
Ingrid	F	Cameroun	200	Licence1 Science éco. Gestion Université de Ydé Soa II
Claude Stéphane	M	Cameroun	1999	2e IAI Cameroon Génie logiciel Ydé
Fedia Chaouachi	F	Tunisie	1994	Jeune diplômée à Tunis
Oustegang	F	Guinée	2000	Licence1 Histoire Université Kindia Conakry
Mohamed Camara	M	Guinée	1999	Etudiant Université Kindia Conakry
Condé N'godji	M	Guinée	1997	Etudiant en Licence 2 Histoire Université Kindia Conakry
Saïd-Disney	M	Guinée	2000	Étudiant en Histoire Université Kindia Conakry
Savané Koramba	M	Guinée	1998	Etudiant en Licence 2 Histoire Université Kindia Conakry
SSIA	F	Guinée	2000	Etudiante en

Queen(Pseudo)				Histoire Université Kindia Conakry
Camara Marianne	F	Guinée	1997	Etudiante en Histoire Université Kindia Conakry
Mariama Keïta	F	Guinée	2001	L2 Histoire Université Kindia Conakry
Fatoumata Zohara	F	Guinée	2001	Licence2 Histoire Université Kindia Conakry
Aïcha Diakité	F	Guinée	2001	Etudiante Histoire Université Kindia Conakry
HANS	M	Américano-Ivoirien	1998	Ingénieur, San Francisco
Hubert	M	Américano-Camer	1997	Consultant pour des fondations pour le social et l'environnement Washington DC
Célestin Ruhuza	M	Rwandais	1993	Enseignant Université à Addis-Abeba
Vanessa Kiba	F	Tanzanienne	1999	Serveuse restaurant huppé Zanzibar
Belaynesh	F	Éthiopienne	29 ans	ans Réceptionniste hôtel 5* Addis-Abeba(en chômage technique puis en chômage tout court.)

Annexe III

Répartition géographique du panel d'étude

Panel de 26 jeunes de 20 à 29 ans : 13 de sexe Féminin et 13 de sexe masculin/

Afrique						Europe	États-Unis	
Cameroun	Guinée	Tanzanie	Tunisie	Rwanda	Éthiopie	France	Washington	San Francisco
5	10	1	1	1	1	5	1	1

Europe : 5 (Français)

2 étudiantes en médecine(2è et 5è année) à Cluj en Roumanie ; 1 à Pierre et Marie Curie (Paris 6) et 2 à l'Université de Caen.

Afrique : 19

5 Camerounais dont 3 filles(1 cheffe d'entreprise), 1 étudiant en informatique, 2 étudiantes en Licence 1 Sciences économiques et gestion ;

10 Guinéens (5 filles et 5 garçons, tous étudiants en Histoire à l'université de Kandia) ;

1 Rwandais enseignant à l'Université d'Addis-Abeba ;

1 Tanzanienne ;

1 Éthiopienne réceptionniste dans un hôtel 5* d'abord en chômage technique puis chômage tout court ;

1 jeune diplômée tunisienne ;

États-Unis : 2

1 Américano-Ivoirien Ingénieur à San Francisco

1 Américano-Camerounais Consultant pour des Fondations dans le social et l'environnement, à Washington DC.

Table des matières

Structures éditoriales du groupe L'Harmattan

L'Harmattan Italie
Via degli Artisti, 15
10124 Torino
harmattan.italia@gmail.com

L'Harmattan Hongrie
Kossuth l. u. 14-16.
1053 Budapest
harmattan@harmattan.hu

L'Harmattan Sénégal
10 VDN en face Mermoz
BP 45034 Dakar-Fann
senharmattan@gmail.com

L'Harmattan Cameroun
TSINGA/FECAFOOT
BP 11486 Yaoundé
inkoukam@gmail.com

L'Harmattan Burkina Faso
Achille Somé – tengnule@hotmail.fr

L'Harmattan Guinée
Almamya, rue KA 028 OKB Agency
BP 3470 Conakry
harmattanguinee@yahoo.fr

L'Harmattan RDC
185, avenue Nyangwe
Commune de Lingwala – Kinshasa
matangilamusadila@yahoo.fr

L'Harmattan Congo
67, boulevard Denis-Sassou-N'Guesso
BP 2874 Brazzaville
harmattan.congo@yahoo.fr

L'Harmattan Mali
Sirakoro-Meguetana V31
Bamako
syllaka@yahoo.fr

L'Harmattan Togo
Djidjole – Lomé
Maison Amela
face EPP BATOME
ddamela@aol.com

L'Harmattan Côte d'Ivoire
Résidence Karl – Cité des Arts
Abidjan-Cocody
03 BP 1588 Abidjan
espace_harmattan.ci@hotmail.fr

L'Harmattan Algérie
22, rue Moulay-Mohamed
31000 Oran
info2@harmattan-algerie.com

L'Harmattan Maroc
5, rue Ferrane-Kouicha, Talaâ-Elkbira
Chrableyine, Fès-Médine
30000 Fès
harmattan.maroc@gmail.com

Nos librairies en France

Librairie internationale
16, rue des Écoles – 75005 Paris
librairie.internationale@harmattan.fr
01 40 46 79 11
www.librairieharmattan.com

Librairie l'Espace Harmattan
21 bis, rue des Écoles – 75005 paris
librairie.espace@harmattan.fr
01 43 29 49 42

Lib. sciences humaines & histoire
21, rue des Écoles – 75005 paris
librairie.sh@harmattan.fr
01 46 34 13 71
www.librairieharmattansh.com

Lib. Méditerranée & Moyen-Orient
7, rue des Carmes – 75005 Paris
librairie.mediterranee@harmattan.fr
01 43 29 71 15

Librairie Le Lucernaire
53, rue Notre-Dame-des-Champs – 75006 Paris
librairie@lucernaire.fr
01 42 22 67 13